U0042705

你已經很棒了

用正念和繪畫
增加勇氣並找回自信

You're Strong, Smart, and You Got This:

Drawings, Affirmations, and Comfort to Help with Anxiety and Depression

凱特・艾倫 (Kate Allan) ── 著　　陳文怡──譯

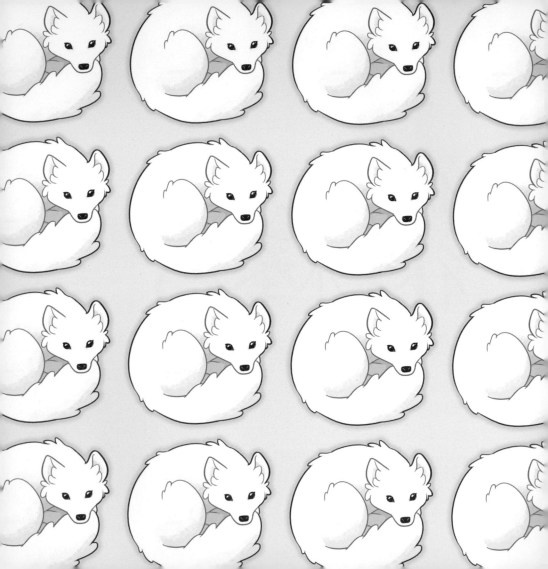

Contents

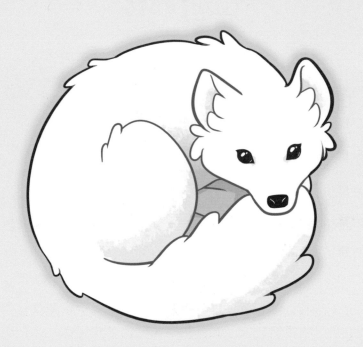

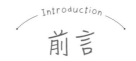

前言

　　二十五歲時，我的憂鬱症發作，我的人生也為此中斷。由於當時我的大腦，不想產生與人連結、創造，或者是成功之類的正向情感，以至於無論面對什麼事都會費盡心力，想在其中找出做這件事的目的或意義。更糟的是，我的內心不斷地對我複述，說我有多麼沮喪，以及我是個多麼失敗的人，而且這股聲音還滔滔不絕，宛如永無止境。

　　後來改變我的是什麼呢？有一次我瀏覽部落格，無意間發現了 **rubyetc** 的藝術作品。她以令人詫異的方式，畫出了憂鬱消沉的情緒和幽默誠實之間的對抗。於是我明白自己並不孤單。

　　在一位和藹可親又願意協助我的治療師鼓勵之下，我著手寫下肯定自己的文字，也開始亂畫些可愛的小動物，希望能藉此找到我對自己的疼惜之情。儘管我不覺得自己**算得上**是品德高尚的人，不過我那時下定決心，要為自己認為與感受到的每件醜事，以及每一次失望和每一項負面評價，都找出能與它相互抗衡的寬

容見解。我推測友好善良而且色澤鮮豔的動物，可能會對我的傷口癒合有所助益。後來你知道怎麼了嗎？這些動物實際上真的幫助了我。雖然我的憂鬱情緒從不曾全然消散無蹤，不過事到如今，我已經明白當我不再為了這件事羞辱自己，那麼這場戰役的痛苦，就只有原來的一半而已。

所以，我藉由幾年的書寫和繪製這些肯定自己的小動物，協助自己度過困境。於是，我創作了這本書。儘管飽受憂鬱和焦慮，**《你已經很棒了》**是我試圖累積過去所學習到的經驗和採納過的哲理，使自己能過得滿足又有收穫的生活。書裡的每個篇章，都是我寫給那個比較年輕的自己的信，而且我寫作時滿懷信心，相信我要是能發明時光機，將這本書呈現在那個比較年少的凱特面前，她就不會感覺到自己是那麼格格不入，也不會陷入絕望之中。

雖然對於所有的事，我不是全部都有解答，然而時至今日，我已經走了一段漫漫長路。我的人生哲學是，如果我發現了什麼事對人有益，我就會想把它分享出去。我們都有自己的方式度過各自的困境，不是嗎？希望藉著我的分享，可以讓也面臨相同處境的你，日後將不再感到那樣孤單。

親愛的昔日凱特：

　　我為了妳而創作這本書。既然我在妳這個年紀時，沒有機緣讀到像這樣的一本書，那麼我就自己寫一本。在這本書裡，妳會發現幾封短信。未來當妳面對許多掙扎的時候，我知道這些信都會助妳一臂之力。喔，還有書裡的畫，它們也同樣會協助妳。因此，請永遠都不要：停止——畫畫。

　　每當妳感到不知所措或不清楚迎面而來的是什麼而感到害怕時，或感覺自己不夠好、痛恨自己、關係不太對勁時，還有妳認為自己不屬於任何地方的時候，**請讀這本書**。無論此刻有什麼問題讓妳感覺到難以克服，只需要記得一件事——妳夠堅強、聰明，**你可以的。**

愛妳的
未來凱特

（第一章）

這是給

感到不知所措的你

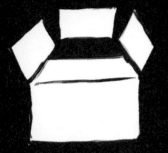

不好意思,我
没有打算
逃避...

我只是
受不了,需要
充電而已。

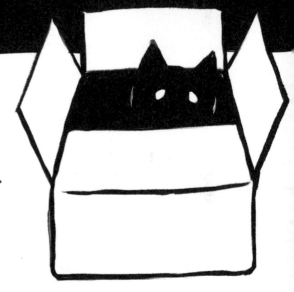

哈囉，比較年輕的我：

即使目前妳已經盡心盡力，妳仍然感覺自己永遠都做得不夠，是這樣吧？妳始終都覺得有某種災難橫亙眼前，對嗎？嗯，身為比較年長，經驗也比較豐富的我可以告訴妳：這樣的感覺，未來絕對不會真正離妳而去——抱歉，我知道這是個壞消息。

話雖如此，妳知道嗎，**日後**當妳應付這種感覺，妳**會**處理得更好。因為到了那時，妳將學會以「分割時間」的方式來看待妳所過的日子。是的，儘管小考即將到來，而妳可能會考得很糟，**但**它只不過是一整天裡的一小時罷了。等這件事情過去，妳就可以喝喝茶、打打電玩，也可以和朋友一起閒聊。

無論今天
有多麼糟,

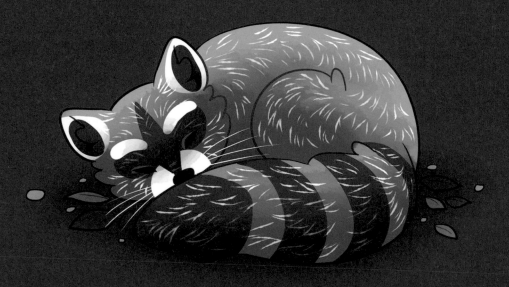

你都可以在一天
結束後窩進床裡。

　　妳心頭牽掛的問題，是不是一而再再而三導致妳無法好好呼吸呢？未來妳將學會在充分呼氣之後，先屏住呼吸一秒，**然後**再開始吸氣。這麼一來，妳惦念的難題，就能相當有效地平息下來。

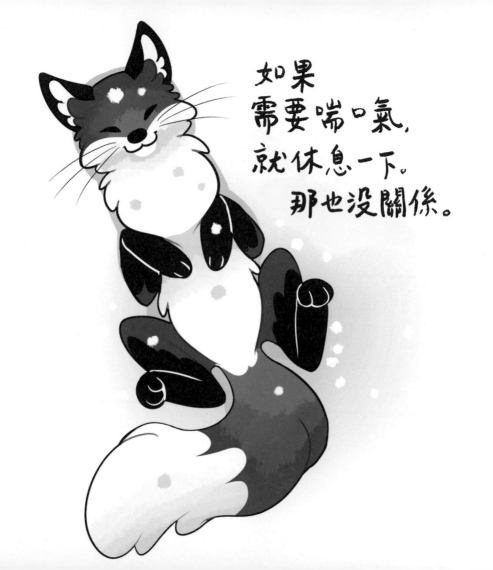

如果
需要喘口氣，
就休息一下。
那也没關係。

還有，要是妳腦海中滿是喧囂、困惑和刺痛心靈的想法時，該怎麼辦呢？將來妳會知道，當妳寫下一整天自己**必須**完成的所有事情，妳就會全神貫注在重要的事情上，精神方面的所有干擾也會因此屏除。

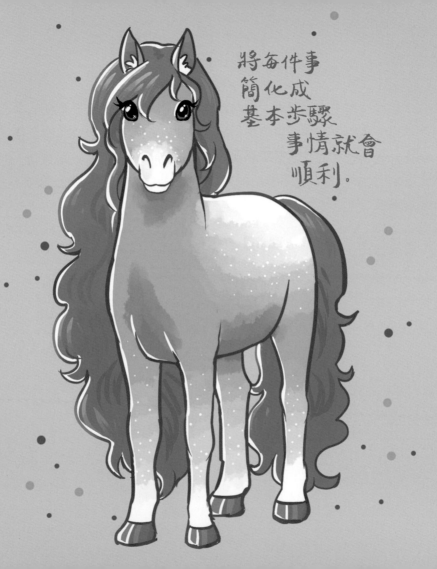

將每件事
簡化成
基本步驟
　事情就會
順利。

　　這麼說來，小呆瓜啊，妳現在應該要學，而且還至關重要的是什麼事呢？雖然妳會把事情都弄得一塌糊塗，不過日後妳將會反覆地認知到自己「總是能毫髮無損地走出眼前這些困境」。事實上，當妳展現決心，勇敢克服遇到的每項困難，妳會因此變得更加堅強，更有韌性，甚至還會比先前的妳更有能力。

　　前面的路充滿挑戰，我知道妳面對這一切會感覺到如此不足，這一點我得向妳道歉，可是我知道妳會一再地證明自己。等著瞧吧，你可以的。

愛妳的
三十歲的妳

要是你感到不知所措時，
可以看看這些温暖的畫。

哭泣不表示軟弱無力，

也不代表你是輸家。

它只是一種跡象，

顯示你當下不知如何是好。

這意謂著你正在付出努力，

這才真的是關鍵所在。

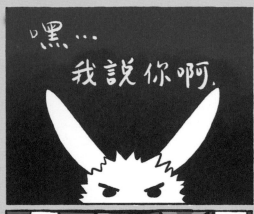
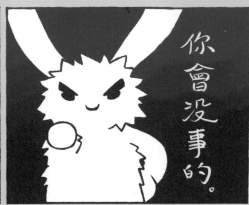
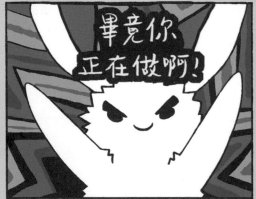
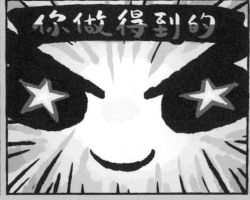

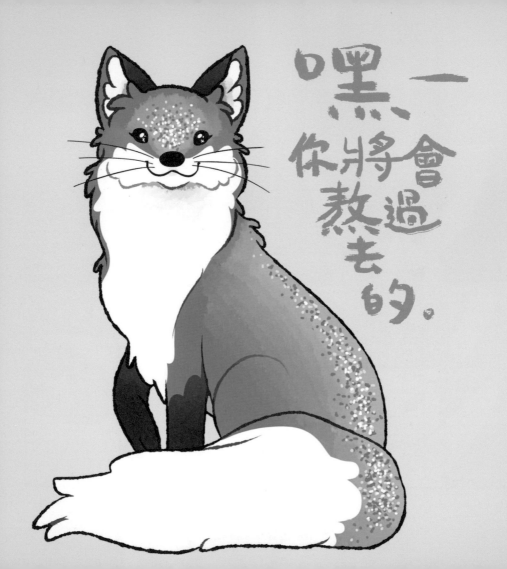

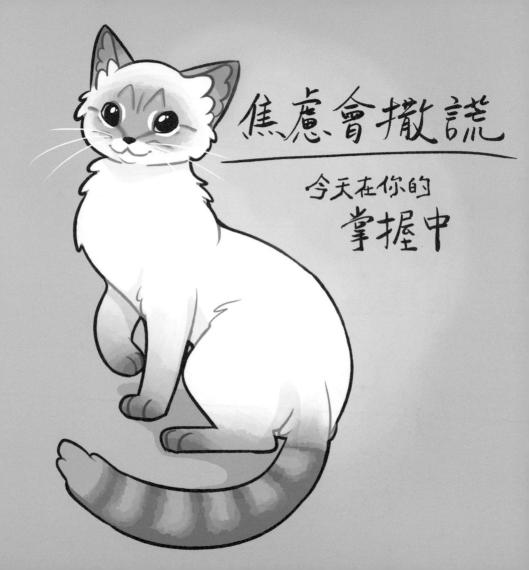

焦慮會撒謊

今天在你的
掌握中

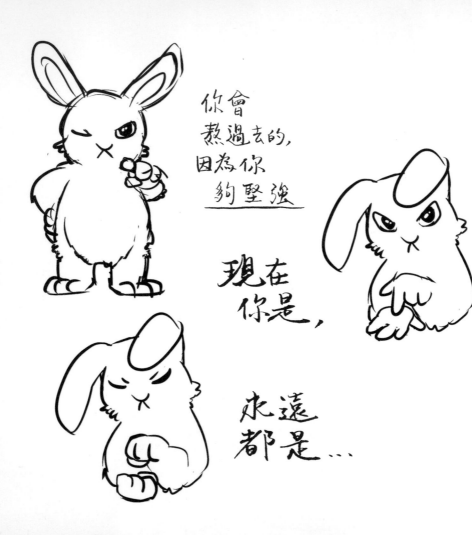

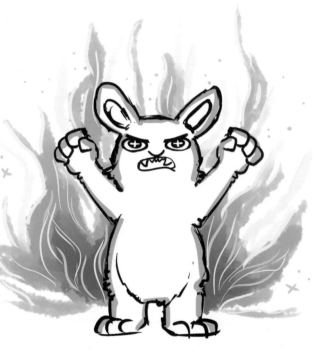

立於不敗之地

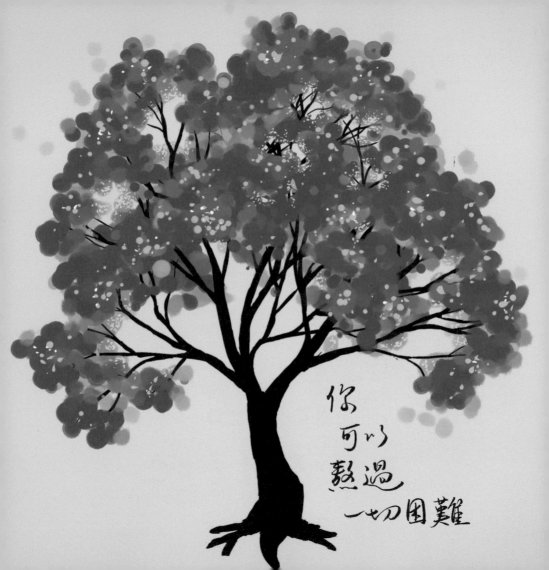

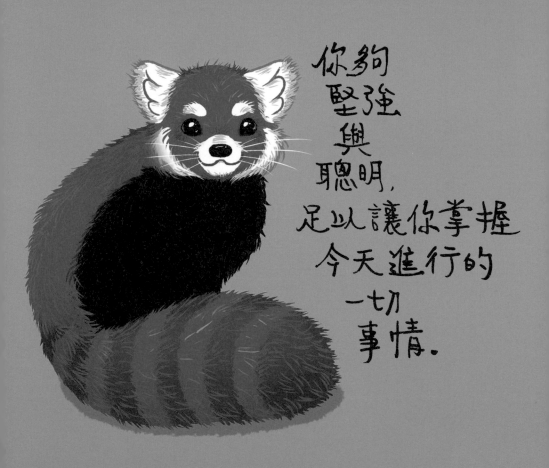

你夠
堅強
與
聰明,
足以讓你掌握
今天進行的
一切
事情.

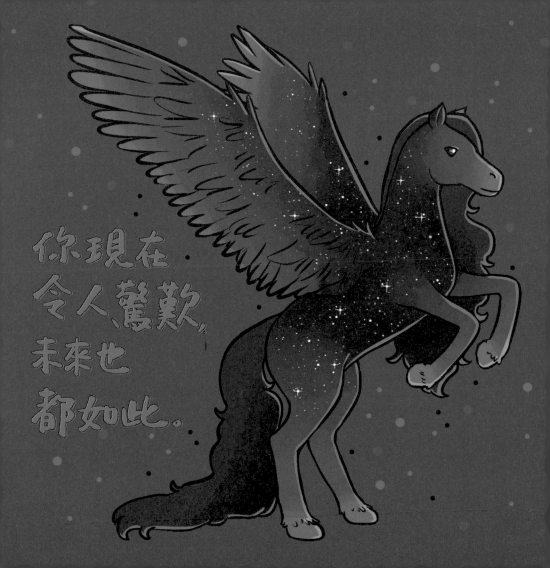

你現在
令人驚歎，
未來也
都如此。

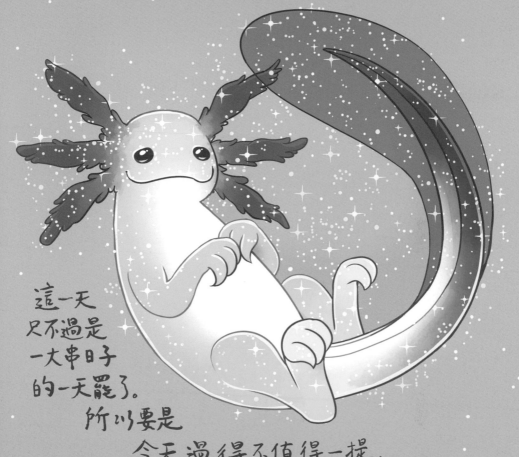

這一天
只不過是
一大串日子
的一天罷了。
　所以要是
　今天過得不值得一提，
　　它也只是你人生在世期間
　　　的暫時停頓。

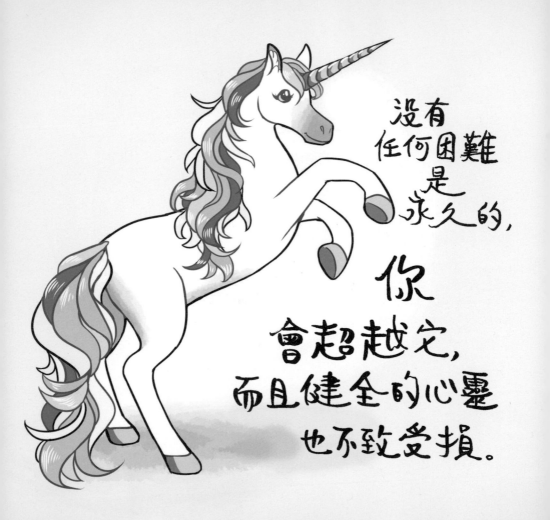

没有
任何困難
是
永久的,
你
會超越它,
而且健全的心靈
也不致受損。

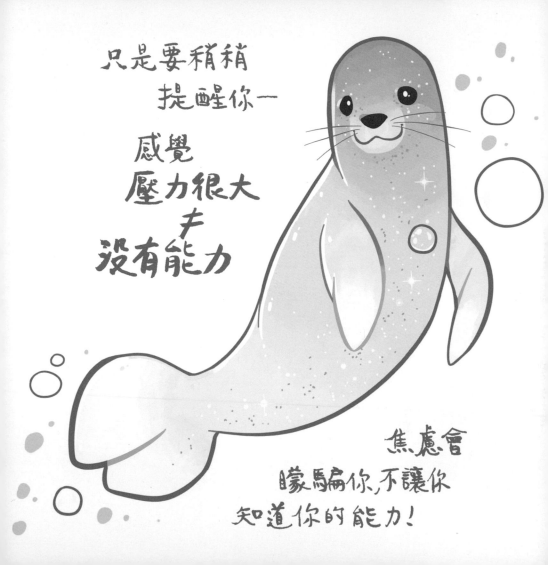

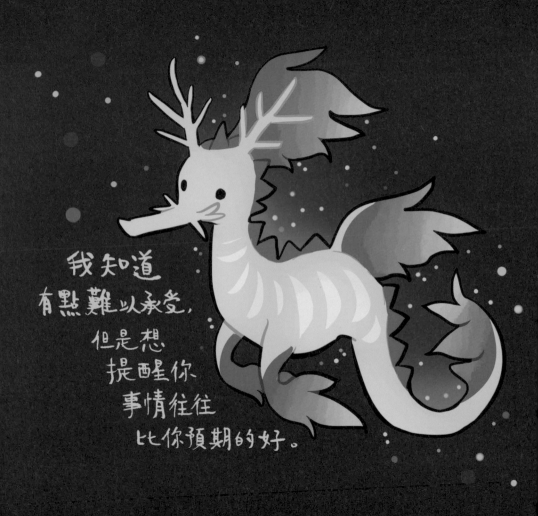

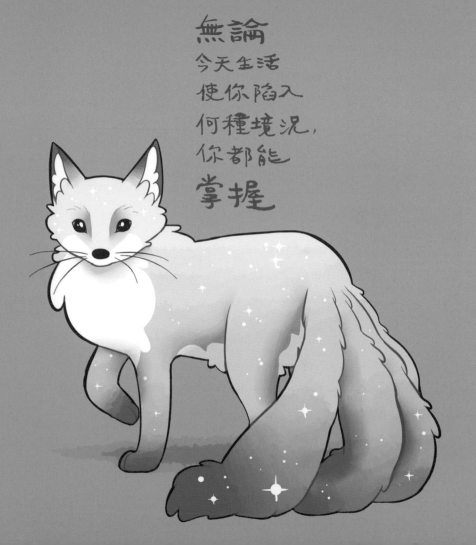

無論
今天生活
使你陷入
何種境況，
你都能
掌握

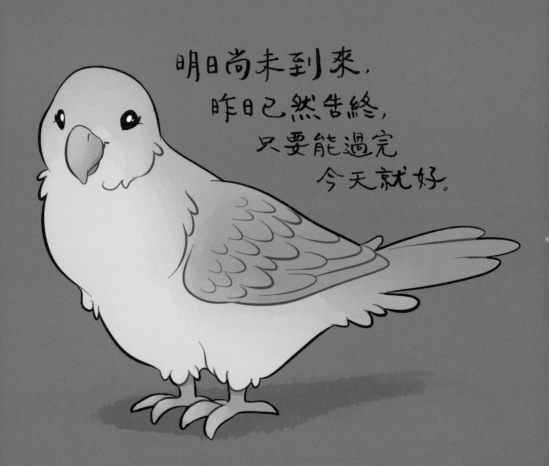

明日尚未到來,
　昨日已然告終,
　　只要能過完
　　　今天就好。

我很少覺得自己不會出錯
也很少覺得自己很能幹,

但我
依然可以做
困難的事.

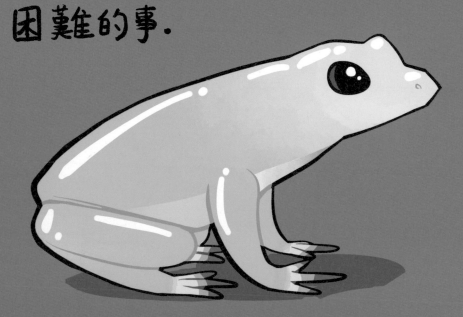

我知道
你會熬過去
你擁有自己

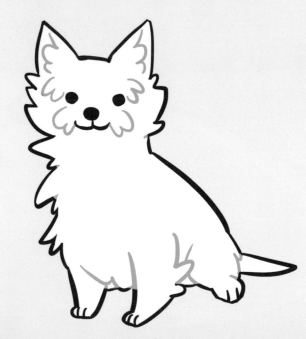

嘿,你現在不必面對
明天、下週或是明年。
只求得到今天需要的
就好。

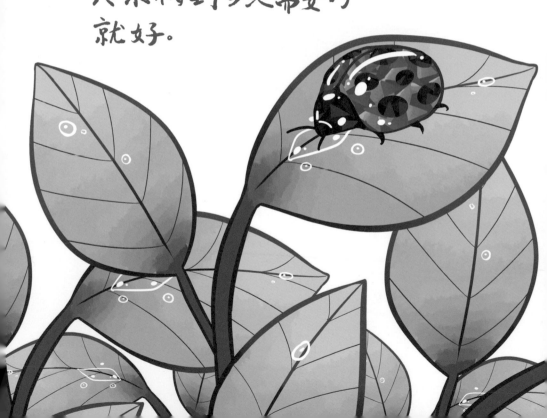

不知所措並非柔弱或無能為力。

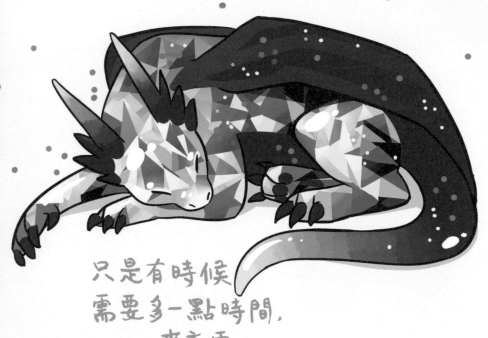

只是有時候
需要多一點時間，
來充電。

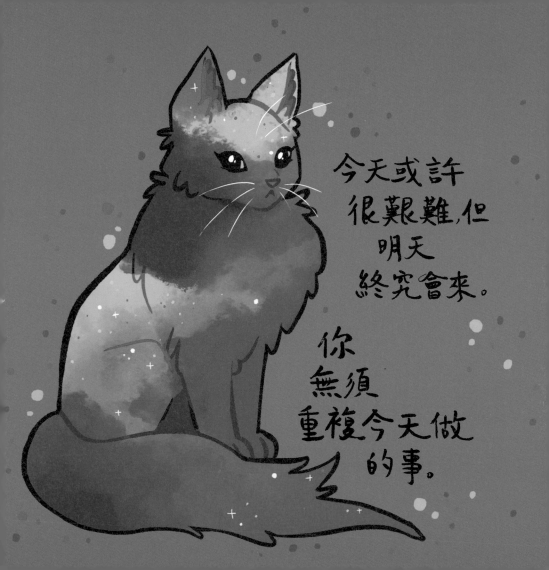

顯然你
經歷了一場很棒的搏鬥。

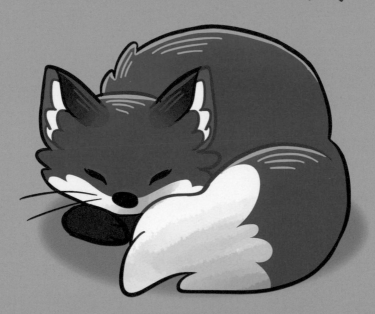

在這裡
稍微提醒你,
好好休息也是你需要的。

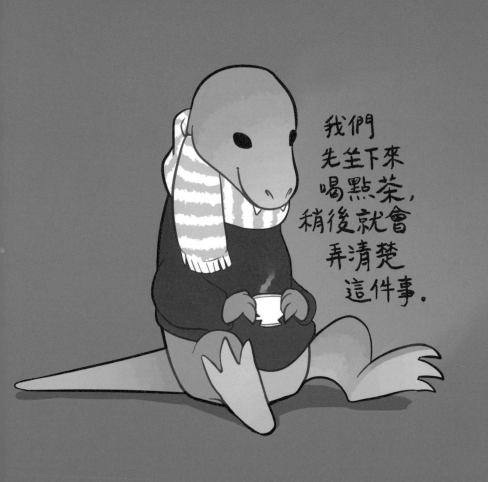

我們
先坐下來
喝點茶,
稍後就會
弄清楚
這件事.

（第二章）

這是給看不清
前方的你

我善於處理正面
迎擊的問題,

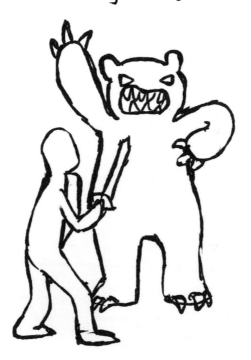

但如果不清楚面對的
是什麼，我就會崩潰。

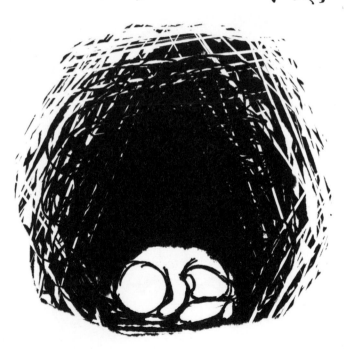

哈囉，比較年輕的我：

　　來聊一聊未知這回事。和面對不確定的未來相比，妳的腦海中**沒有其他事**更容易令妳失控，我說對了嗎？

　　焦慮對妳撒了這個謊：要是妳犯了**任何**錯，妳的未來就會天翻地覆。這麼一來，每件事都宛如豪賭，再說這種情況根本就沒完沒了，真是糟透了。但有件事你必須承認，雖然妳的腦袋在蓄意破壞妳，導致妳無法專心或失去信心，可是它這麼做，實際上是在努力保護妳。這很怪，對吧？

　　例如手機上突然出現的訊息令妳喘不過氣，其實就是你的神經質蜥蜴腦在作祟，認為是在協助妳逃離這個處境。老實說，我覺得這種情境會讓人得到某種奇怪的慰藉，就好比妳的焦慮意識是隻盡心盡力設法幫助主人、實際上卻把事情弄得一團亂的大笨狗。這種意識非常關鍵，妳知道嗎？

　　另外一件對妳有益的事，也就是遵循負面的預感，並且這樣反應：「但是這個我受得了」，或者是「這個我應付得來」。
例如：

　　「我可能無法通過這次駕駛執照考試，不過我還應付得來。」
　　「我把事情都弄得亂七八糟，老闆可能又會對我大吼大叫，但是我還受得了。」
　　「我覺得男友就要和我分手了……隨它去，我會處理好。」

　　向痛苦和恐懼低頭，會減輕自己腦袋的焦慮程度。儘管人生道路上，對於前方會出現什麼，現在妳毫無概念，但如果妳能持續告訴自己：「無論發生什麼事，我都有能力掌握。」那麼出現在妳腦海中的恐慌，通常就會愈來愈少。

　　祝妳好運！

愛妳的
三十歲的妳

如果你看不清楚
前方而倍感焦慮，
可以看看這些溫暖的畫。

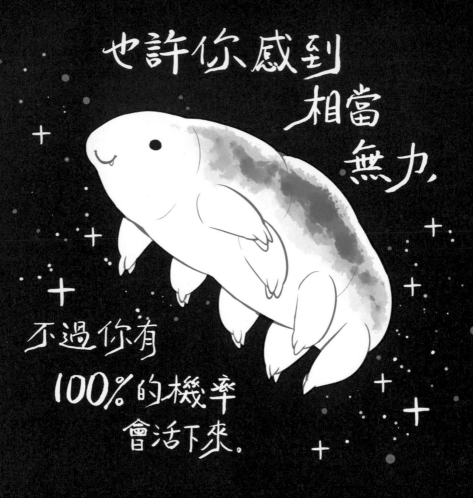

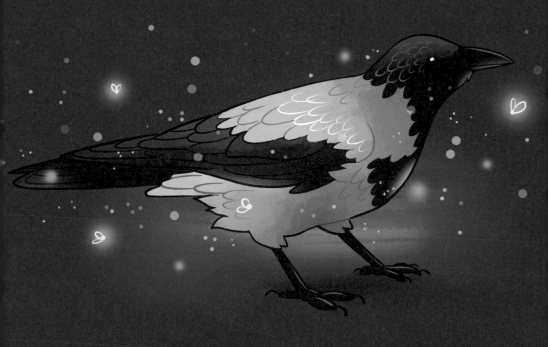

嘿，我保證你不會
終其一生都耗在這個問題裡。

美好的時光還在前面。

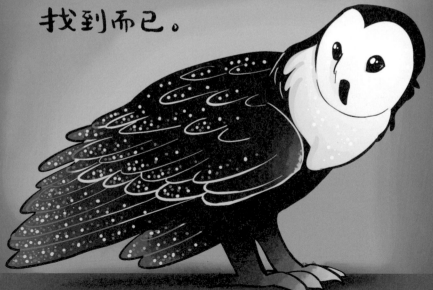

焦慮會騙人

有某種方法能識破它的
謊言,只是你還沒有
找到而已。

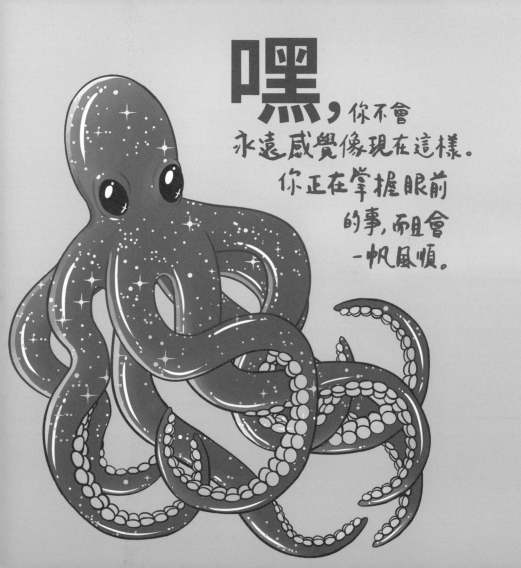

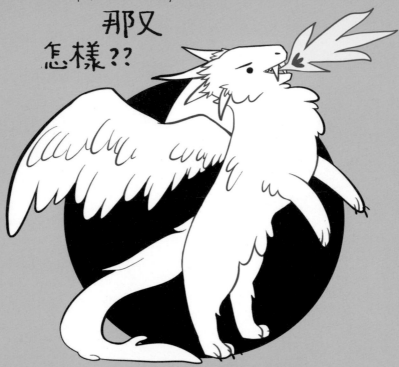

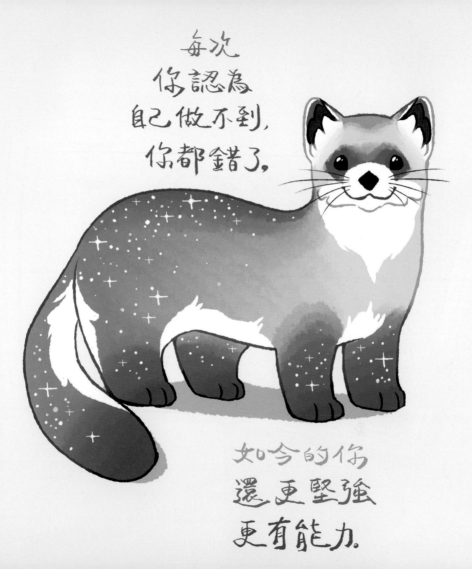

每次
你認為
自己做不到，
你都錯了，

如今的你
還更堅強
更有能力。

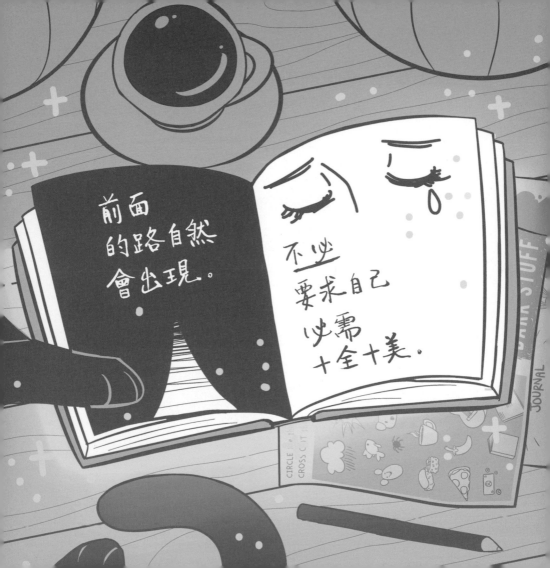

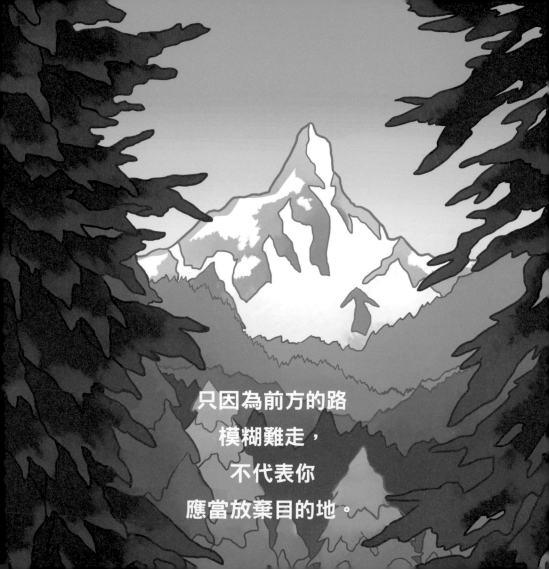

只因為前方的路
模糊難走，
不代表你
應當放棄目的地。

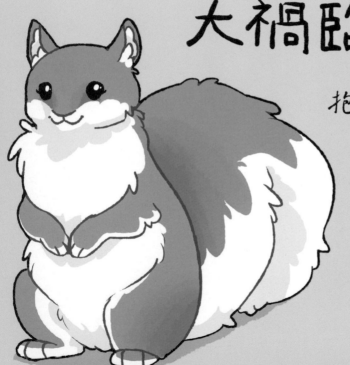

未來不會
大禍臨頭。

抱歉，你只是
焦慮
而已。

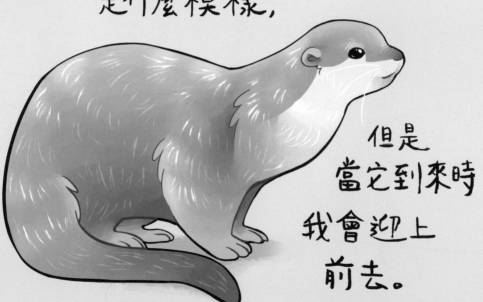

不清楚前方
是什麼模樣,

但是
當它到來時
我會迎上
前去。

我不知道
會走向何方，

但是
當我抵達那裡時，
就會弄清楚。

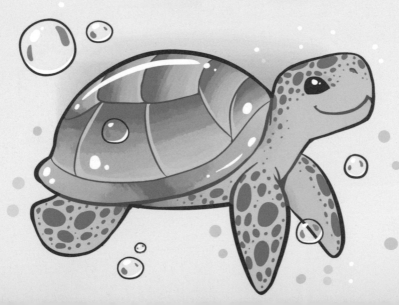

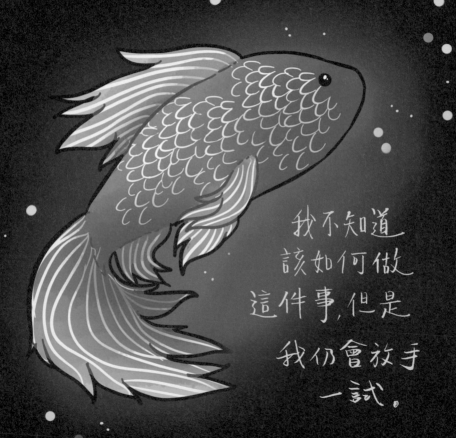

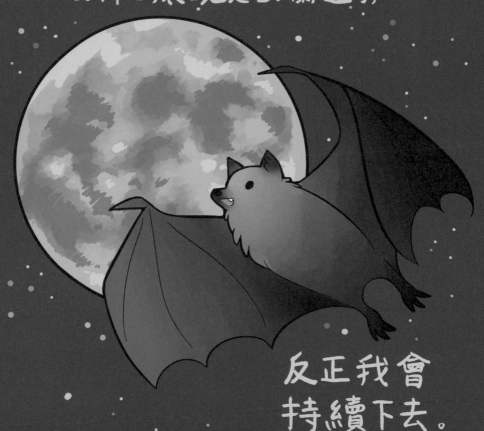

我不在乎
自己最棒的表現是否爛透了,

反正我會
持續下去。

再給你多一些溫馨
的提醒

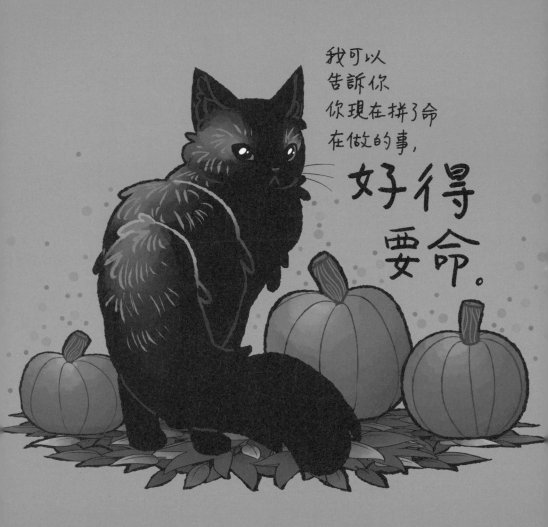

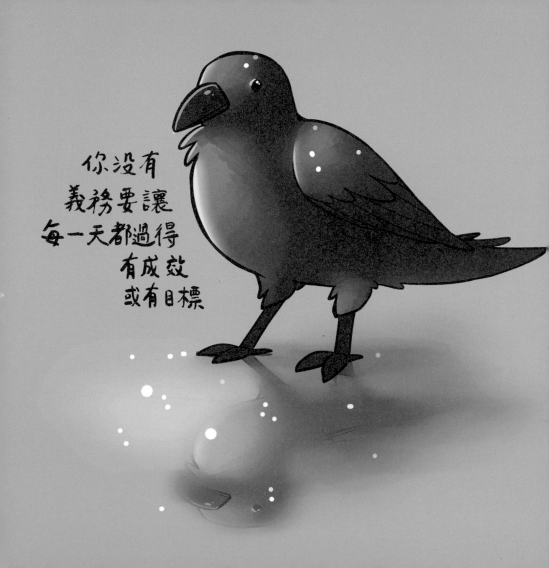

你不需要
充分利用每一天的
可能性。

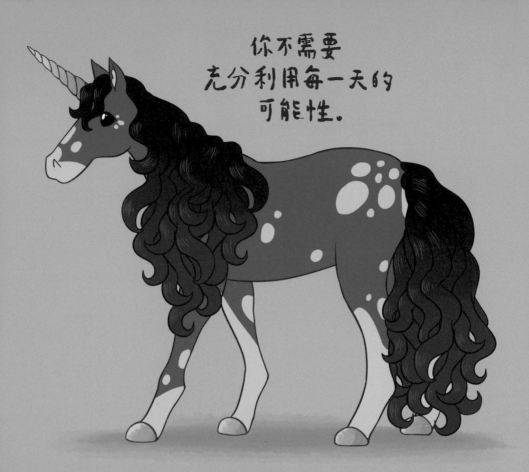

有些日子只要度過就好。

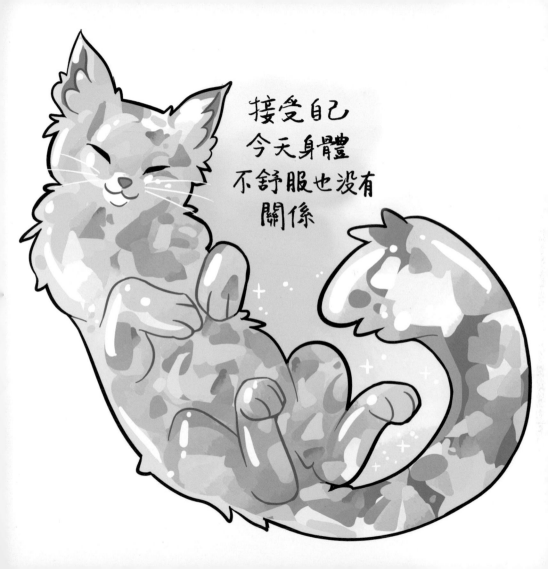

接受自己
今天身體
不舒服也沒有
關係

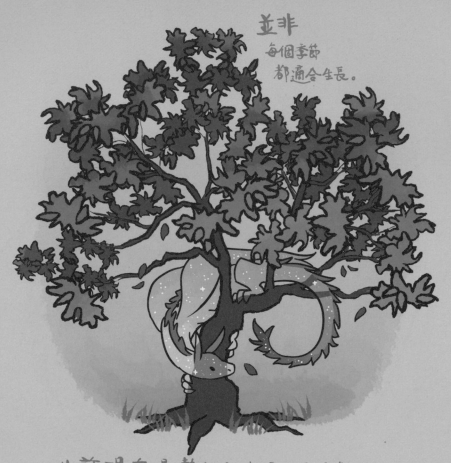

並非
每個季節
都適合生長。

也許現在是蟄伏的時候。不妨暫時
脫離現況,休息一下。

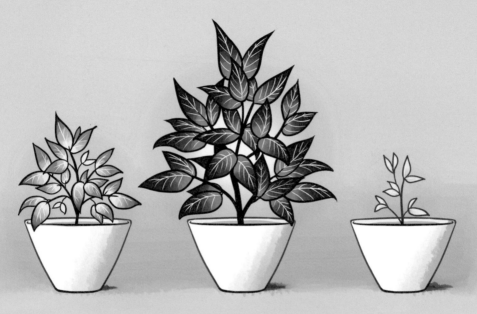

每個人都以自己的速度成長。
看待自己的進步時，
不妨抱持耐心。

（第三章）

無論今天你是什麼樣的人
已經 "很棒了"

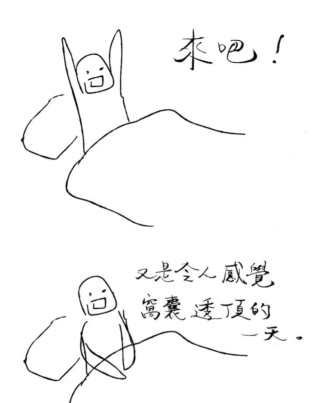

哈囉，比較年輕的我：

　　妳希望自己長大成人可以受人歡迎又健康漂亮，還能把所有即將發生的事都安排得井井有條。而我也知道妳希望自己目前面臨的許多掙扎，日後都可以排除，像是寂寞、困惑以及整體「不對勁」的那種感覺。這麼說來，好吧，我得承認某件事，就是我沒有真正變成妳想成為的那副模樣。呃，那個未來的妳，反而是變得有點焦慮不安的樣子，基本上就是現在成人版的你，呵。

　　我說這些的意思，坦白講，就是未來妳得經歷一段痛不欲生的日子，來告別年輕時盼望能成為的那個妳，也就是夢想自己能變成是某種女超人那樣，渾身充滿力量、不屈不撓，還受到所有人喜愛，而且知道該如何讓每件事都馬到成功的那種人。這樣做可能會為妳減輕焦慮，也或許會使妳感到舒適，但老實說，將來妳會發覺無論多麼努力，依舊會令人失望，因為未來的妳不僅會辜負他人的期待，而且無論妳再善良再風趣，也仍然會有人認為妳毫無魅力。

　　儘管如此，我相信有朝一日妳會發現，雖然他人拒絕妳會使妳痛苦不堪，但是妳也會發覺到自己的獨特魅力是多麼**美妙至極**。

　　擁有自己的「絕對優勢」真是太棒了。而世界上沒有比被別人看到真正的自己感覺來得好，也沒有比真正遇到「懂妳」的人還更值得慶賀。

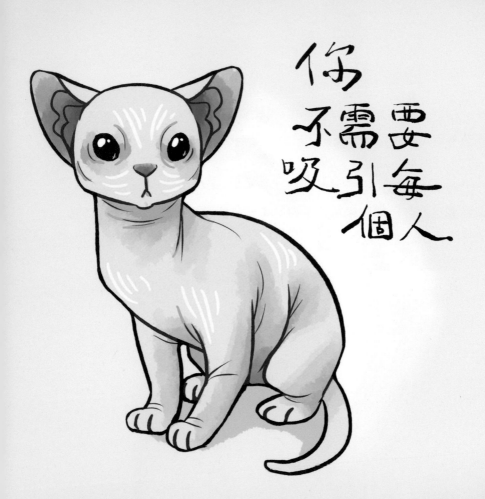

　　雖然這並不容易，不過試著從朋友的角度來審視自己，會比期望改變自己去取悅討厭你的人來得健康。如果你對自我矛盾感到困擾，身為朋友的人不會為此煩擾，反而會當成驚喜來看待。我保證，妳的缺點不像妳所想的那樣明顯，就算有機會顯露出來，也不像妳想的有那麼嚴重。

　　大家不會盯著妳看，也不會注意到妳犯的錯。如果有人這麼做的話……，這種人就是混蛋。

愛妳的
三十歲的妳

如果你為了接受
自己而感到掙扎，
可以看看這些溫暖的畫。

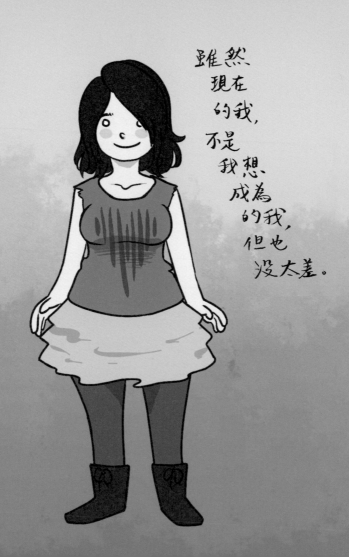

雖然現在的我，不是我想成為的我，但也沒太差。

我明白必須
向自己希望能
成為的那個人告別,
但是像 現在
這樣也
很好。

你今天或許
一團糟，
但沒關係。

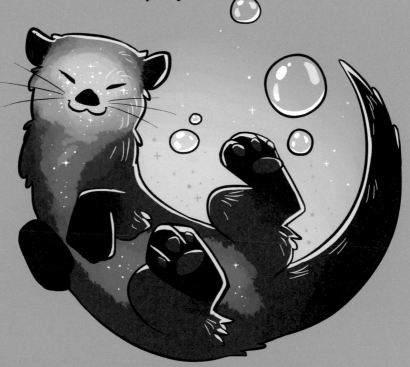

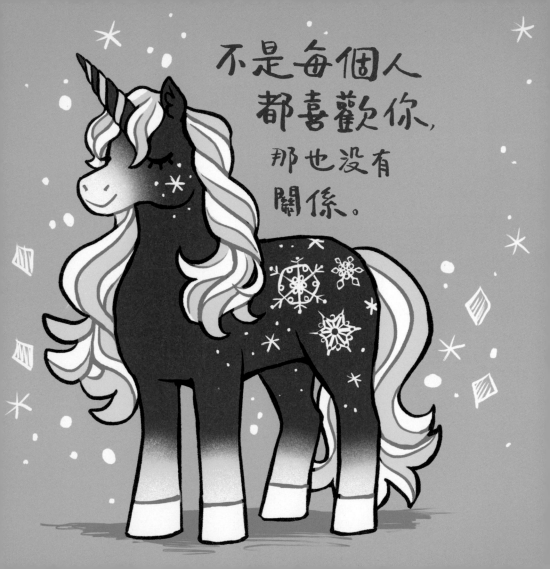

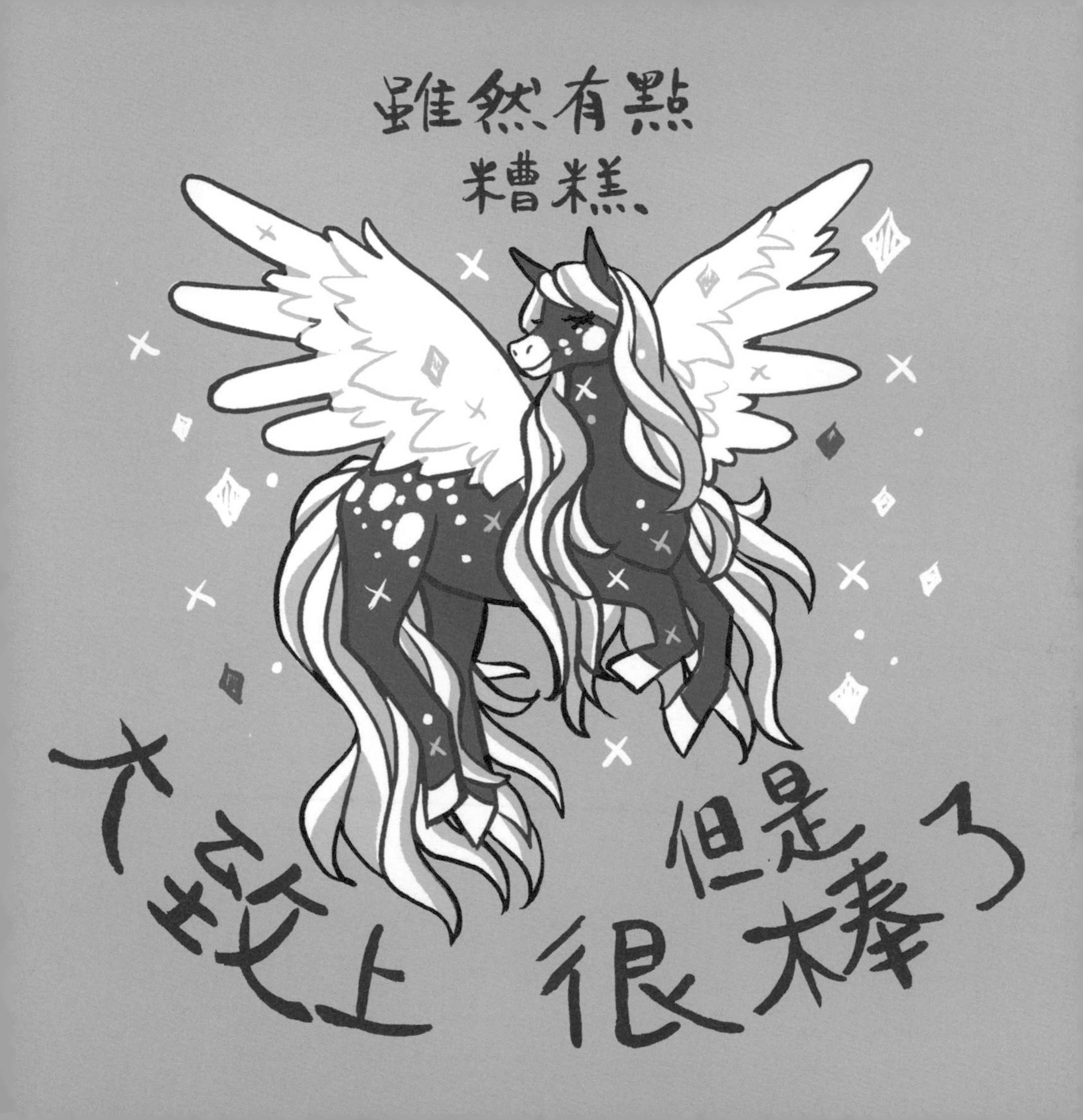

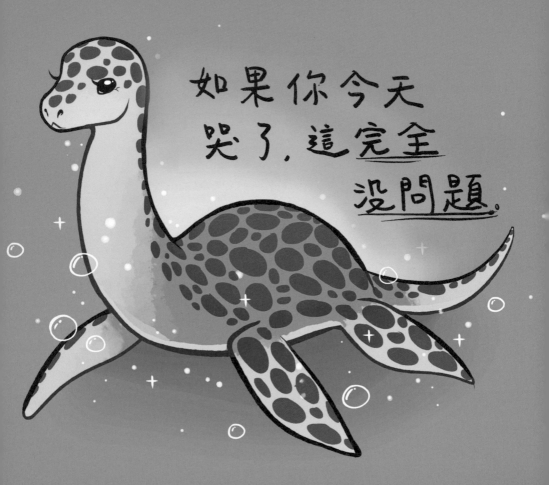

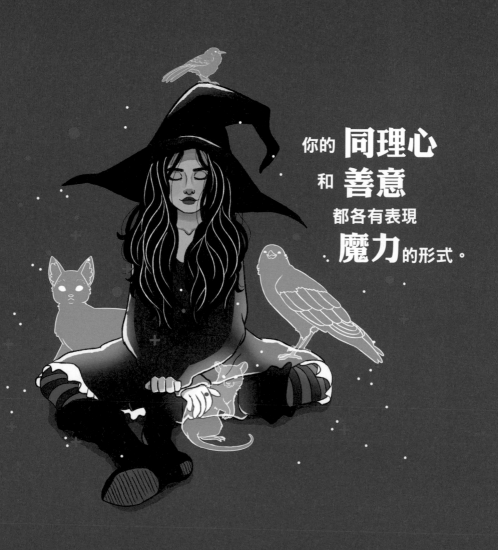

你的 **同理心**
和 **善意**
都各有表現
魔力的形式。

我知道要認清自己
有點難，所以不妨讓
彩虹暴龍告訴你：

你其實
　棒的要命

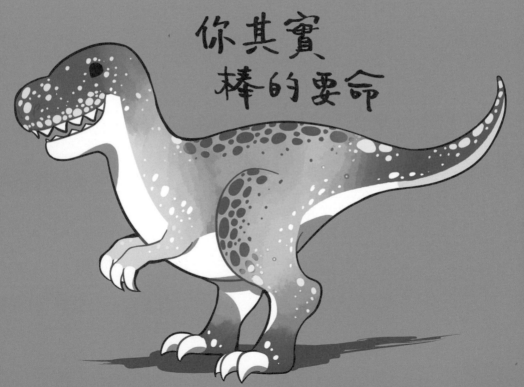

再給你多一些溫馨的
提醒

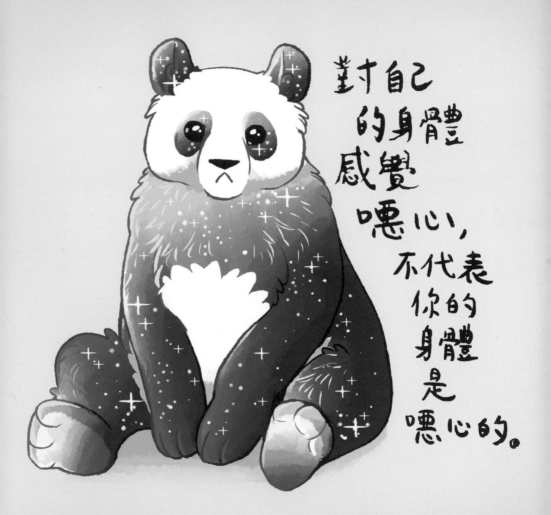

對自己
的身體
感覺
噁心，
不代表
你的
身體
是
噁心的。

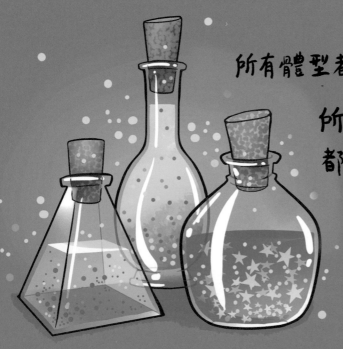

所有體型都好。

所有體型
都很漂亮。

是的，
你的體型
也包括在內。

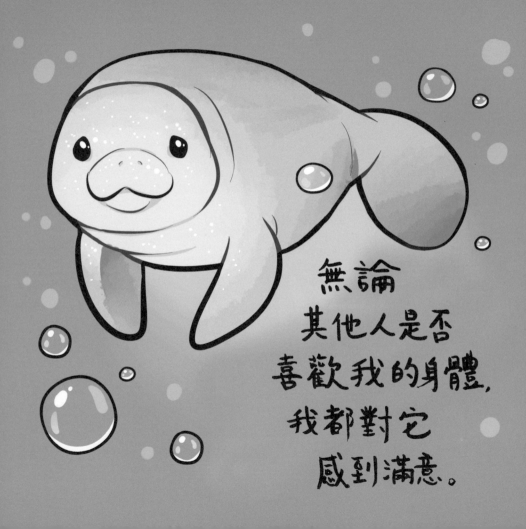

無論
其他人是否
喜歡我的身體，
我都對它
感到滿意。

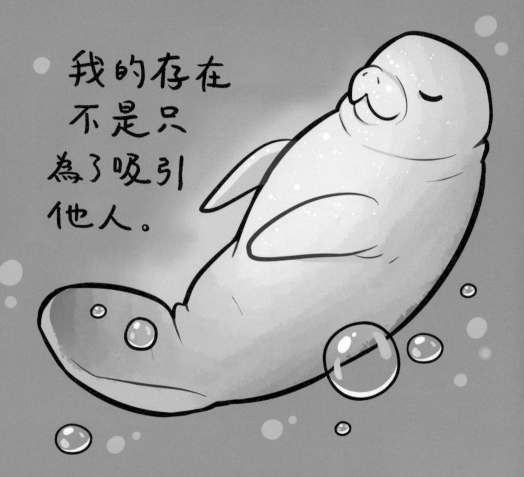

我的存在
不是只
為了吸引
他人。

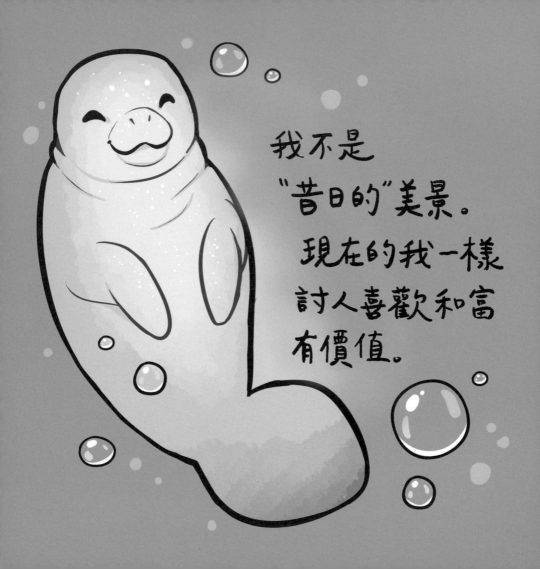

（第四章）

羞辱自己無濟於事

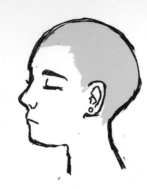

今天,我想
剃光
頭髮,

抹掉每一
幅畫,

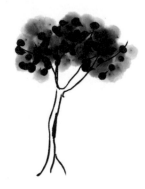

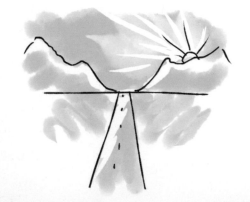

開車到
讓自己
不知身在
何方。

但是做了這所有
一切也沒有用，

畢竟
我不能
逃避自己。

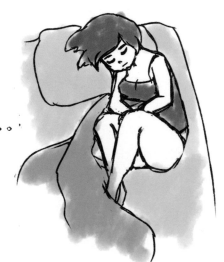

哈囉，比較年輕的我：

　　自我厭惡的威力很大，不是嗎？當你感到失落時，往往會離職，或者輟學。接下來，妳會轉而採用應對措施，來為自我虐待找理由，這種措施不會讓你有所進展，這我可以理解。我知道當妳獨自在打電玩和嫌棄自己時，妳的朋友都在旅行，或者是取得學位、展開職業生涯、生了孩子。

　　不幸的是，自我羞辱無法讓任何人得到健康和快樂。所以當務之急，是妳得趕緊醒悟過來，明白當前的所作所為都是在反覆貶低自己，而且必須知道這種行徑是在主動破壞妳的人生。羞愧和自我傷害只會帶來孤立以及與人脫節，而不是你想從生活中得到的生產力、歡愉以及被理解和被看見。

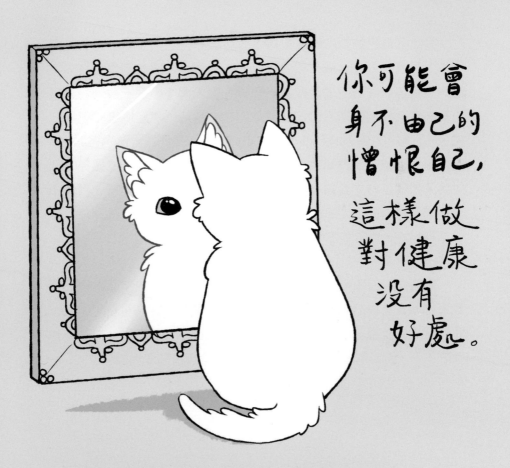

你可能會
身不由己的
憎恨自己，
這樣做
對健康
沒有
好處。

　　設定對自己的期許時，把標準放得寬一些也很重要，**尤其**是目前妳生了病更要這麼做。這就像有人斷了腿，妳應該不會期待對方能跑完馬拉松，對吧？當妳身陷憂鬱，每天還得忍受一陣陣突如其來的心慌意亂，卻期盼自己有健全的社交生活，也能明確知道自己該主修什麼課、瞭解自己該做什麼工作，還總是能讓自己過得開心，這未免太荒謬了。妳知道什麼方法是比較實際可行、又能過更好的生活？那就是妳得疼惜自己一點，也務必為自己保留迷惑、猶豫不決和傷心難過的空間。你有給自己設定高標準的傾向，就算沒有罹患精神疾病，也沒有任何機會越過這個關卡。

　　厭惡自己所引發的另一個問題，是**妳**對自己的完整面向視而不見。妳其實有自己獨特的偏好、經歷、洞察力和對人關愛的方式，沒有其他人會像你一樣。雖然這種說法聽起來有點老套，卻是一件美好的事。況且對於關心妳的人而言，妳是無法被取代的。

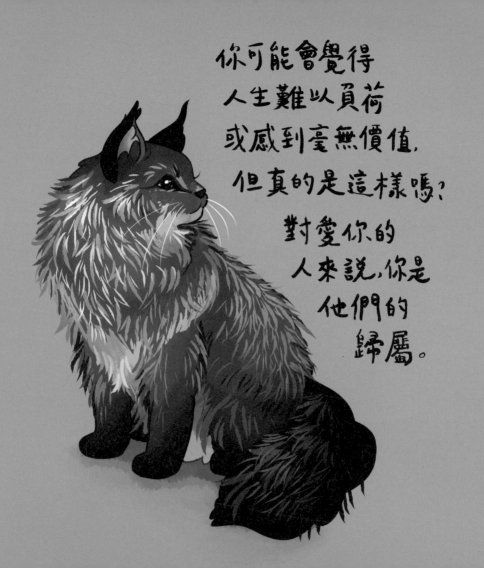

你可能會覺得
人生難以負荷
或感到毫無價值,
但真的是這樣嗎?
對愛你的
人來說,你是
他們的
歸屬。

　　我知道當妳沒有達到自我期許，卻要妳接受自己，會有多麼艱難。我也沒有說放手讓事情過去會讓你感覺是對的，但的確值得給自己疼惜和理解的空間。其實有完全正當的理由來解析妳為什會苦苦掙扎，只因為現在沒有你自己希望的那麼美好。

　　與其自我傷害，讓自己退縮不前，妳應該將自己的精力與努力，全部投注於更好的未來。妳值得過更好的生活，也真的應該要這麼做。

愛妳的
三十歲的妳

如果你正在和
自我傷害搏鬥,
可以看看這些温暖的畫。

你不必
苛責自己。

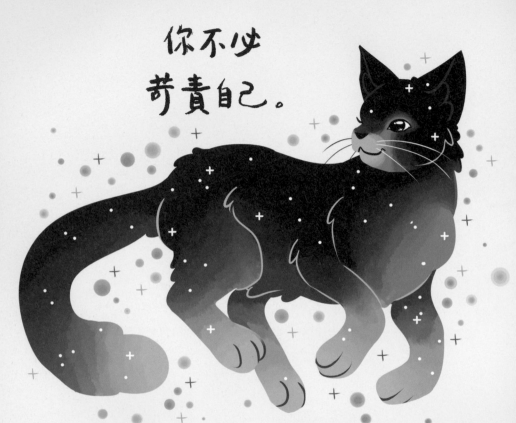

此時你正在照顧自己，
而且照顧得很好。

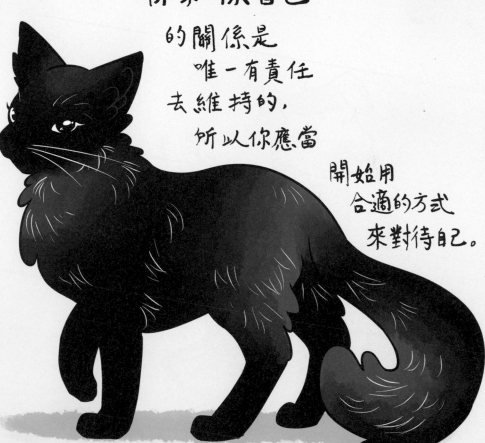

你和你自己
的關係是
　唯一有責任
去維持的,
　所以你應當

開始用
合適的方式
來對待自己。

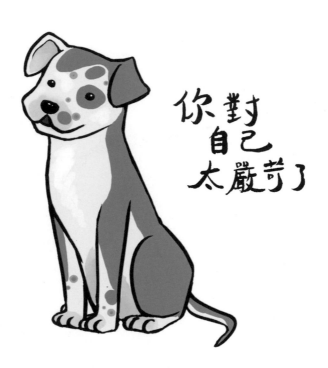

你對
自己
太嚴苛了

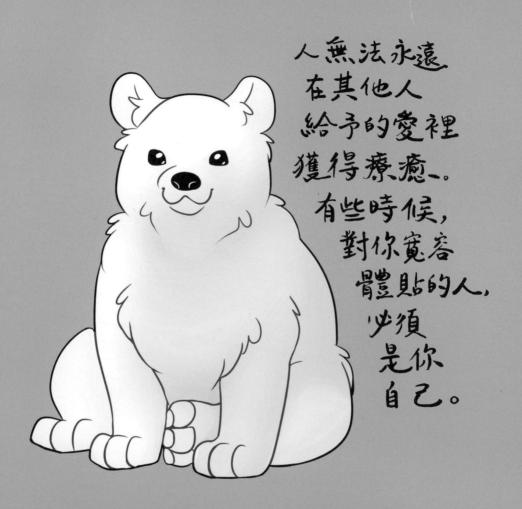

人無法永遠
在其他人
給予的愛裡
獲得療癒。
有些時候,
對你寬容
體貼的人,
必須
是你
自己。

你不必
一直處於最佳的
狀態。

只要
過完
今天即可。

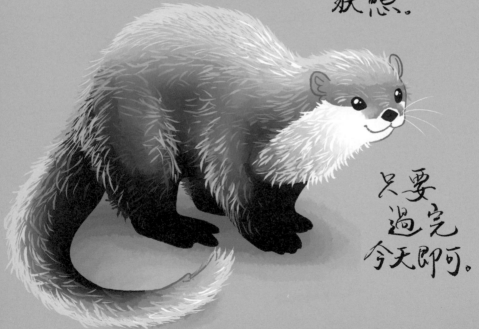

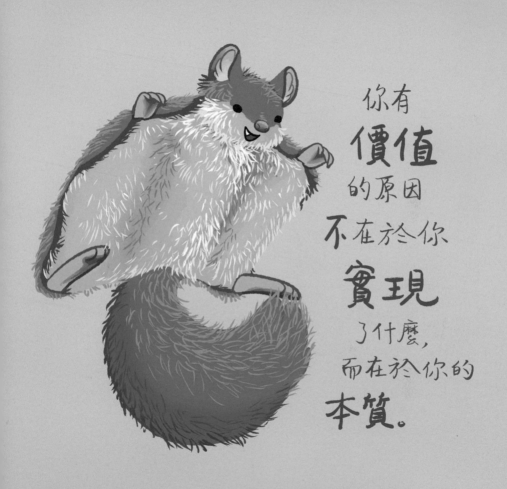

你有
價值
的原因
不在於你
實現
了什麼，
而在於你的
本質。

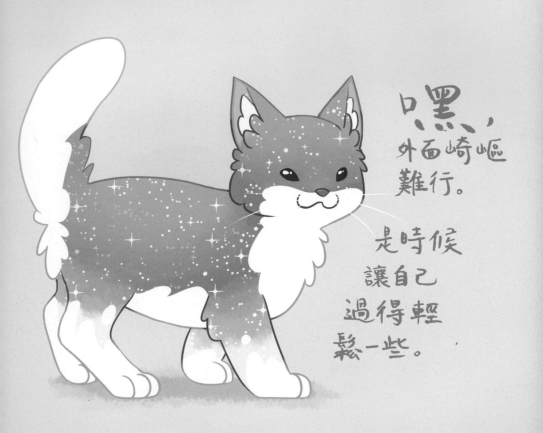

嘿，
外面崎嶇
難行。

是時候
讓自己
過得輕
鬆一些。

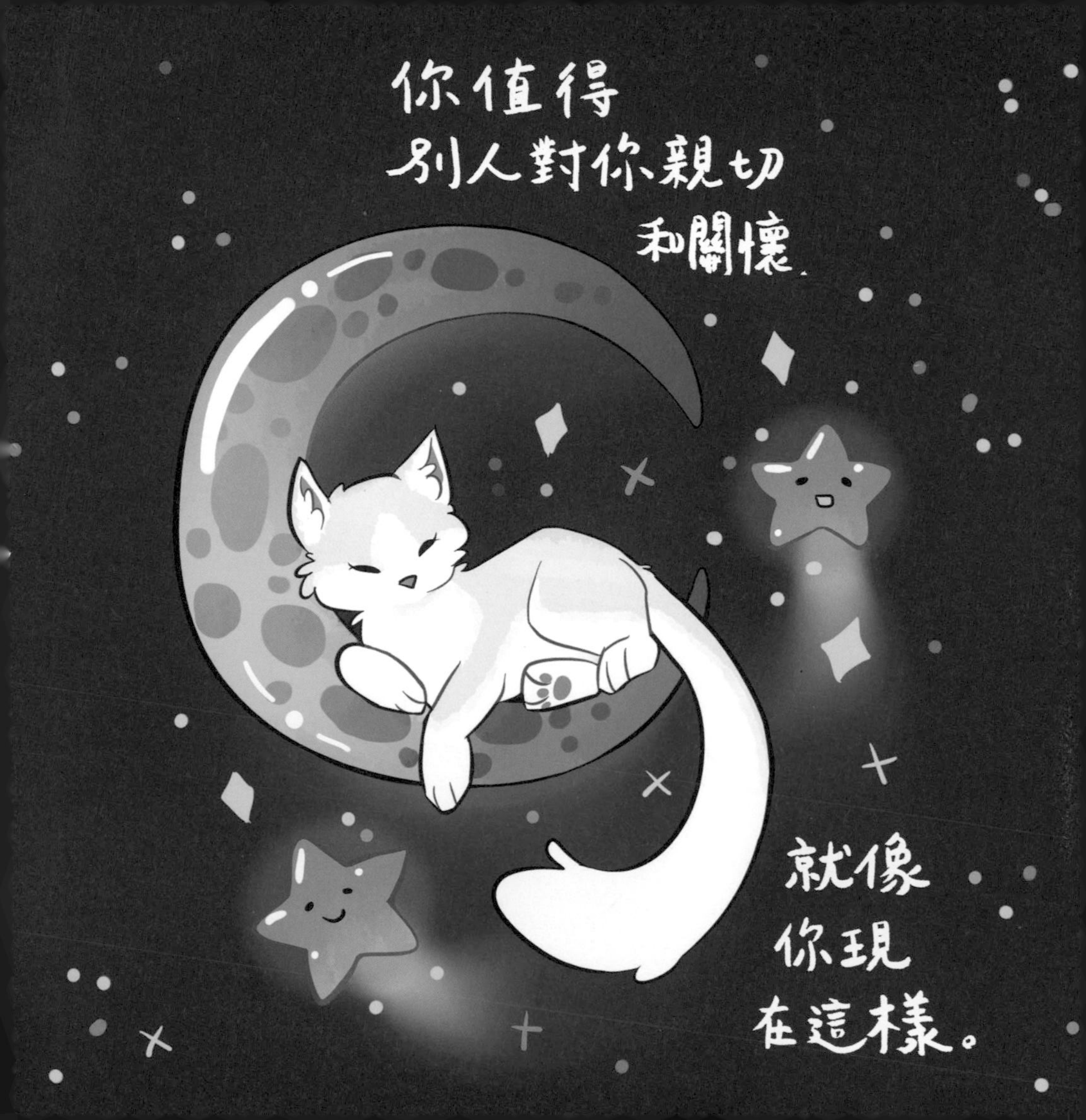

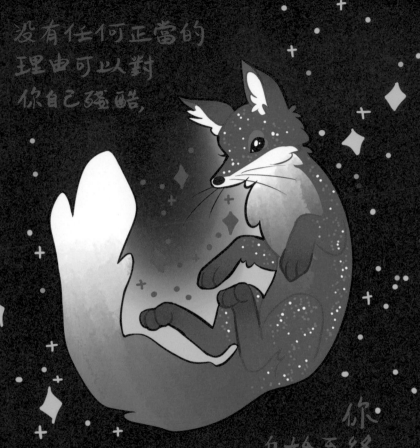

沒有任何正當的
理由可以對
你自己殘酷，

你
自始至終
都盡心盡力了。

嘿，事情都很
費力。

請，
讓它過去就好，
別為此羞愧。

事情感覺很難，
是由於它不好應付.

讓自己輕鬆一點吧。

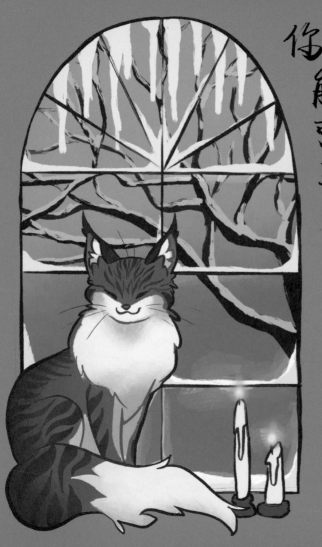

你只能在可以理解的方面有所進展——

請不要為了不知道的事情羞辱自己。

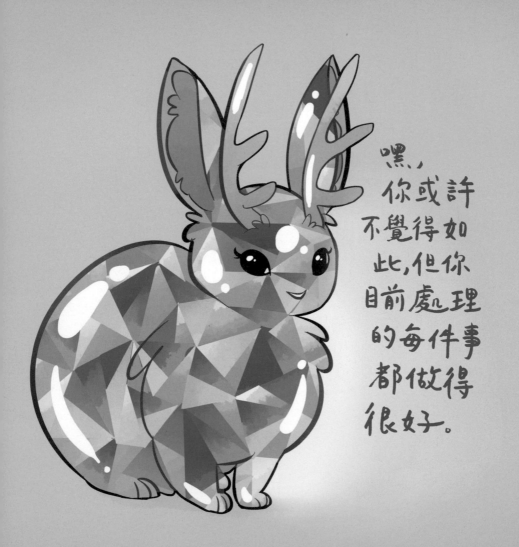

嘿，
你或許
不覺得如
此,但你
目前處理
的每件事
都做得
很好。

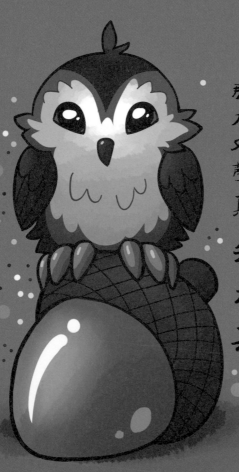

那個説你
太容易受傷
又軟弱無力的内在
聲音,肯定不是
真正的瞭解你。

我看到的
是你的
柔韌和堅決。

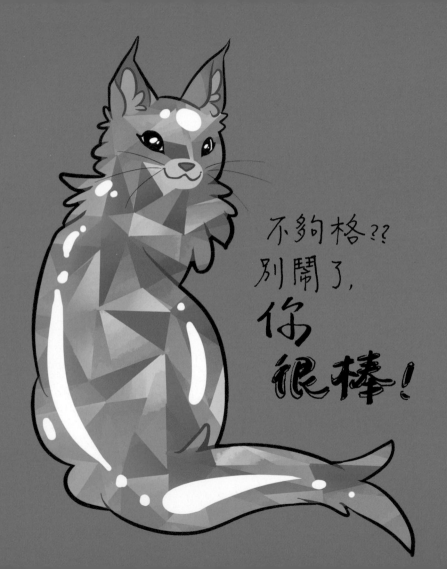

不夠格??
別鬧了,
你
很棒!

（第五章）

"愛" 是一種行動

到底,愛是什麼?

反正,總有一天
你無法再影響我

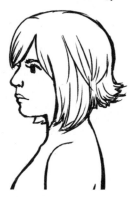

哈囉，比較年輕的我：

當我回顧我的人生，不管是和家人朋友，或者是和另一半，我會從這段有害的關係跳到另一段有害的關係中。為什麼我要持續這樣的關係讓自己常常感到害怕、被忽略、沒自信和「難以承受」？

在我較晚的人生階段裡所學到的難題，就是愛同時是一種**行動**，也是一種**感覺**。一個人可以讓妳**感覺到**他愛妳，但對妳表現出來的**舉動**卻未必有愛。這種人真的會對妳說：「我愛你／需要你／欣賞妳。」可是他們的作為，實際上卻完全不是這麼回事。

舉例來說，我記得在先前一段感情的某個時刻裡，當時我告訴我關心的人說：「我不覺得你愛我。」

　　我承認我說的不是很精準，我只是嘗試去表達這個人常常對我的存在感到不愉快，對我的要求感到負擔，常常對我的笑話和觀點翻白眼。然而他們誤解了我的意思，所以他們會說：「我當然愛妳。我的感覺不用妳來告訴我。」

　　坦白說，這樣的曲解，充分說明了我對於「愛」終生無解的困惑：為何愛妳的人，會以粗魯的方式來對待妳呢？當某個人**感覺**愛妳，可是對方的作為，卻不像始終都愛著妳的人會做出來的**舉動**，這樣的關係算什麼？

　　我覺得可以透過兩份清單來回應這個問題，一個清單是列出正常關係該有的表現，另一個清單是列出虐待的行為。雖然這樣的內容是合理的，但是我不確定這些清單可以幫助我擺脫那些處境，為什麼？因為當時我有個不幸的念頭，相信自己有責任要向這個人表現出如何去愛，而且我還認為，如果自己要成為一個美好、富有愛心又和藹可親的人，向大家說明該如何做才不會傷害我，都是我的

職責，真的是糟透了。「只要我能溝通得更好，只要我解釋得更為恰當，只要我**能夠更充分地展現出我的愛**，那麼他們應該就會明白如何愛一個人了！」可惜的是，我這麼做，卻半點用也沒有。

同時，我也必須承認另一個令人痛苦的事實，就是我會持續留在這些致命關係中，原因在於我當時覺得自己不值得和別人有健康的交往以及關愛。而這一點，正是致命關係的棘手之處——當某個妳信任又喜愛的人認為妳「太過分了」，此時妳可能會相信**每個人**也對妳都有這種感覺。

事到如今，想到我浪費多少時間在那些甚至不喜歡我的人身上，就令我感覺洩氣。同時，我也覺得傷心，沒有試著和我喜歡的人建立關係，那時候我克制了，因為我不希望去「負面影響」他們，使他們消沉。只因為我相信了別人告訴我說我不討人喜歡、也不受人歡迎的這些謊言。

話雖如此，我們終究活著，也都必須學習。那麼，我當時學到了什麼呢？

· 以妳現在的模樣，值得人家對妳寬容體貼，也值得他人關愛，並足以讓人為妳付出**可以證明的愛**（包括肯定妳的言辭、協助妳的舉動、收到對方送的禮物、彼此相處的寶貴時光，還有身體接觸）。就算妳減重、有較好的成績、討好妳的父母、值得被吹噓、不再口出穢言，或者是賺更多的錢，這些都不會使妳變得更有價值。事實不是這樣的，妳現在就富有價值。

· 我向你保證，這世界上有人會為妳感到喜悅。妳的幽默感，妳的洞察力，妳的世界觀，毋需為了符合他人眼光，將自己塑造成合乎別人期待的模樣。這個世界上總會有好的人能夠看到真實又毫無掩飾的妳。

· 我必須承認的第三個現實，就是我過去經常身處在致命關係裡，因為我想到自己孤孤單單，就會感到極度恐懼，想到自己和他

人完全分開，陷入孤立之境，也會令我極為擔憂。尤其是我從前置身在那些不健全的感情期間，常常會中斷和親友來往。

不過，我也因此發現了一個出人意表的解決方案，就是「和自己約會」。沒錯，事情真的是這樣。

我會花時間與我的腦袋和身體說：「妳是重要的，妳是獨立的個體，妳的興趣和渴望都值得在乎。」

所以，當我獨自在外，選擇一切我可以吃和做的時候，這個方案會協助我──

一、認識自己。像是在公園裡，我發現自己會對什麼特別關注？在電影院裡哪個位置最好？穿上什麼樣式的洋裝，感覺自己最可愛？哪一種披薩的味道，嚐起來最為獨特？（順此一提，我的答案是鳳梨洋蔥墨西哥辣椒披薩！）

二、讓自己看看該如何重視我這個人，也藉此表達出我希望別人如何對待**自己**。

三、習慣自己孤伶伶的感覺。說實在，我特別不**喜歡**獨處，所以這方面於我而言，是最為困難的事（只是不知何故，哎喲，我最後卻成為自由工作者，必須整天單獨坐在辦公室裡）。不過我確實因此學到很有價值的教訓，就是「獨自一個人」和「孤立」這兩件截然不同的事。再說事實證明要擊敗這種疏離感，在咖啡店或空手道課程中，親切友好的互動都有絕佳的助益。

無論如何，要從不健全的感情中脫身而出需要鼓足勇氣，而且這種英勇事跡，也絕對不是輕而易舉就能做到。儘管如此，我還是要告訴妳：以我的經驗來說，即使獨處也同樣艱難，但是擺脫那種薄情又會操弄他人的感情關係，**的確非常值得**。

　　而且那時我還發覺：當我不再將精力與時間，花在令我精疲力盡的人身上，我就可以反過來將自己的善意，毫無保留給予對我親切的人，同時將它傾注於自己身上。

　　妳真的值得自己和周圍的人對妳尊重、體貼以及疼惜，而且我保證，以妳此時此刻的模樣，**現在**就足以獲得這些。

　　　　　　　　　　　　　　　　　　　　　愛妳的
　　　　　　　　　　　　　　　　　　　　三十歲的妳

如果你正在為自我
價值感而掙扎,
可以多看看這些溫暖的畫

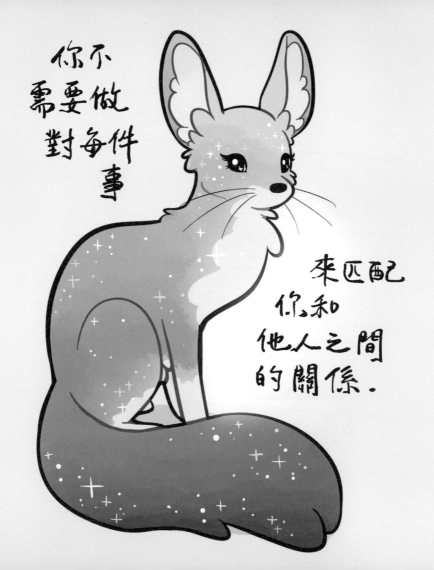

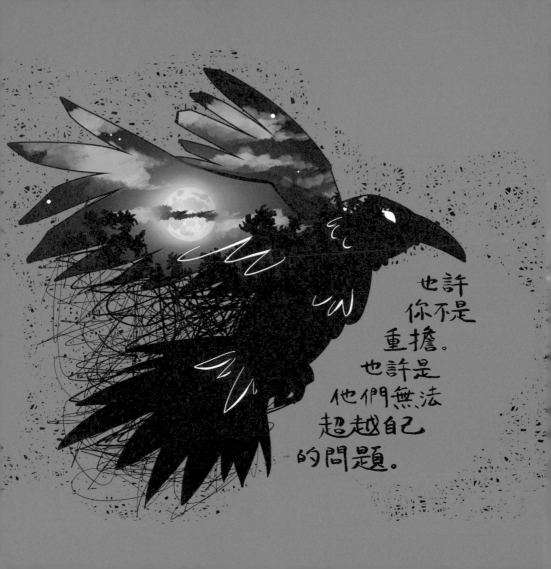

也許
你不是
重擔。
也許是
他們無法
超越自己
的問題。

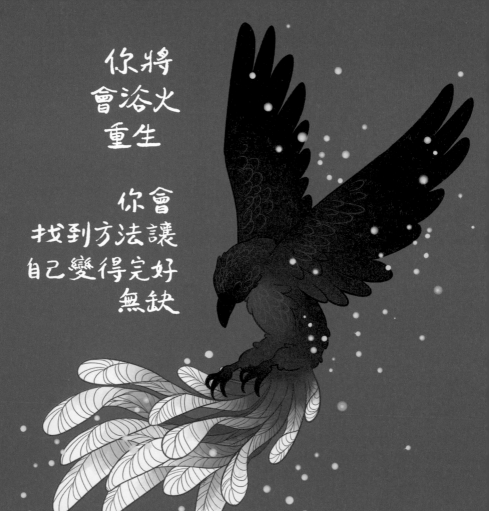

你將
會浴火
重生

你會
找到方法讓
自己變得完好
無缺

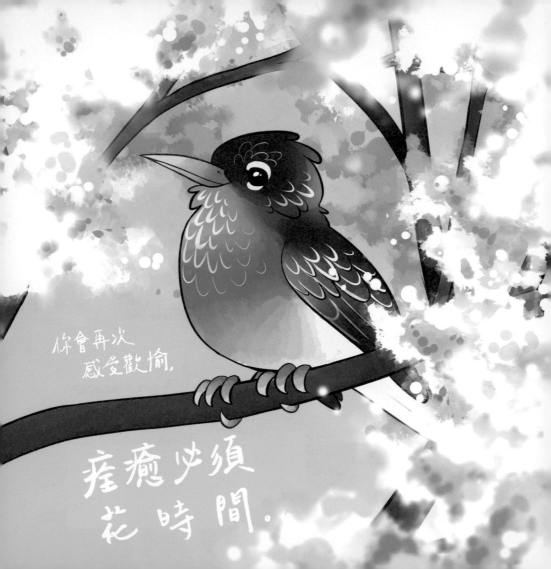

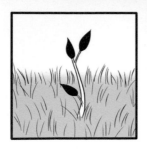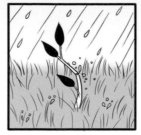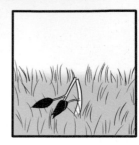

傷痕的確不會消失，

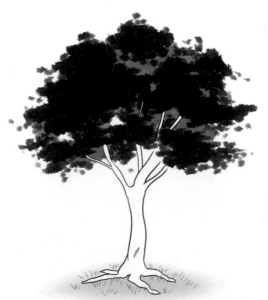

但你真的會成長，並且擺脫它們。

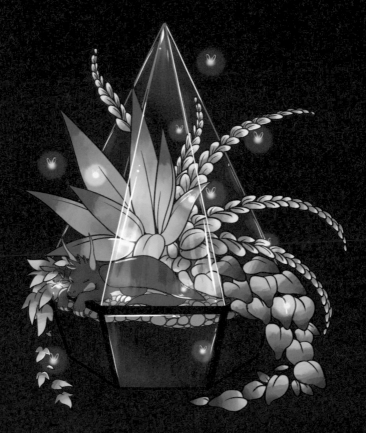

讓生活中的美好事物
圍繞自己，你會順利度過難關。

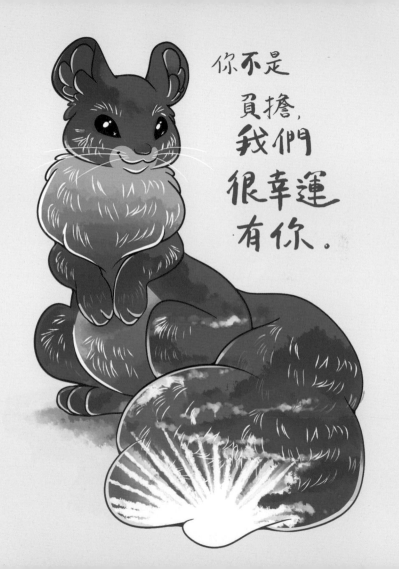

你不是
負擔，
我們
很幸運
有你。

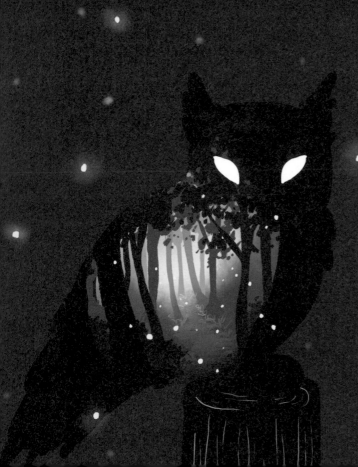

你有
能力，

你有
韌性，

你讓人
喜悅。

你的活力與善良
並非永無止境，
請不要
為了他人，
犧牲自己的
健康與
幸福。

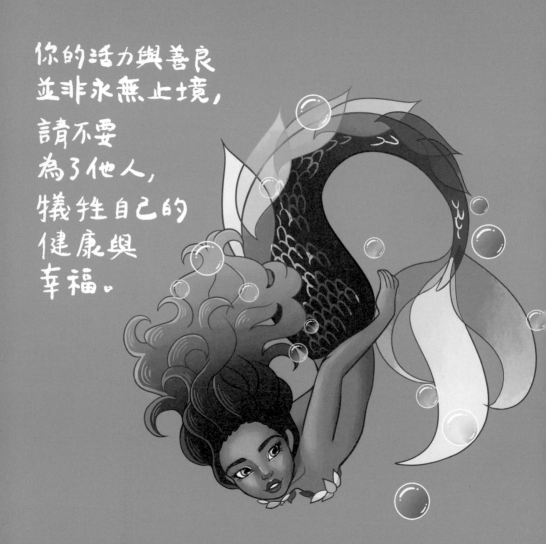

（第六章）

我保證你屬於這裡

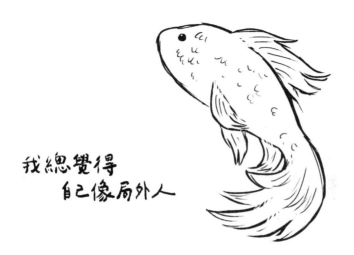

我總覺得
自己像局外人

哈囉，比較年輕的我：

　　我們曾經有很多次，總感覺到無論身在何處都格格不入，是吧？
我至今仍然能回想起小學二年級時，眼睜睜看著其他同學在下課的
休息時間一起玩，而我卻不知道怎麼做才能與他們同樂。我也記得
十三歲時，寧可坐在游泳池畔，沒有躍入其中，是因為感覺沒有我
的加入，每個人看起來都玩得很開心。

　　我記得在十五歲時，是唯一沒有被邀請共舞的女生。甚至到了不久之前，在空手道團體所舉辦的耶誕舞會中，由於我不知道如何和還不能讓我感到舒適自在的人交談，所以在那場舞會裡，根本就沒人理我（沒錯，妳三十歲時，這種事仍會發生。我很遺憾，但是這無所謂！）。

　　說出**這些經歷**讓我感到非常不舒服，真是要命。畢竟只要憶起那些時光，我心裡就會感受到強烈的**受害**與**羞辱**。甚至我還想到，如果有人讀了這篇文章，發現我有多麼失敗，將來他們就永遠不會再和我說話，這也讓我覺得自己應該要遠遠躲開這些人。話雖如此，現實生活中，每個人都會有妳這樣的經歷，**很少人**可以無論到哪裡，都可以和遇到的每一個人相處得很好。

　　當我回想起那些自己和別人斷絕和隔離的時光，它突顯了兩件事：

一、或許正是因為那個學年，我沒有再被負面思想左右。只是每次

我費盡心力建立了某段人際關係，**它**卻只是過眼雲煙，**不會長久留駐**。

二、我遠離他人，自己孤伶伶一個人時，任憑隨之而來的負面想法，扭轉我看待自己的觀點，而這段時期是我這輩子過得最為艱難的日子。換句話說，當時「我在這個團體裡沒有朋友」的這個念頭，讓我想到「既然我不是這個團體的一份子，那麼我就無法在這裡交到朋友」，況且這樣的想法還會迅速轉變為「我毫無價值，也不屬於任何地方」。我從這個角度看待自己，會導致我憂鬱症發作，也會妨礙我感覺不到自己和任何人的接觸和喜悅。

呃，這就是所謂的思考迴圈。比較年輕的我啊，接著我要告訴妳：日後妳會辨別出負面思考迴圈何時發生，這對妳的心理健康極其重要！因為人類都需要真誠的人際關係，也需要讓別人看到真實的自己，而且不只是看到而已，還要讓別人**賞識**真實的自己。如果我相信自己無法和他人交往，是由於生來就有毛病或有缺陷，那就

是徹底隔絕自己去滿足這種需求。

　　在那些幽暗的日子裡，我知道被人需要和注重聽起來是癡心妄想。有時候以真實的自己能得到愛的這種想法，似乎顯得荒唐可笑，事實是——妳**的確**沒有毛病，沒有不被人愛或不討人喜歡，也沒有真正的孤單。究其根柢來說，世界上每個人都是雜亂無章的怪胎，以自己擁有的一切去盡心盡力的做自己。是的，有時候妳會無法和周圍的人交往，但不代表「這些人」不存在。

　　　　　　　　　　　　　　　　　　　　　　愛妳的
　　　　　　　　　　　　　　　　　　　　　三十歲的妳

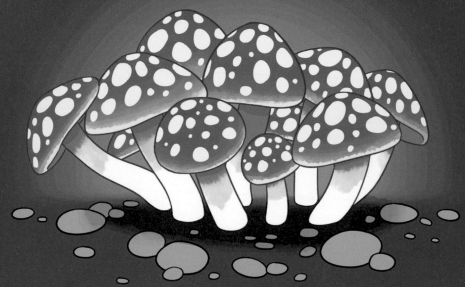

如果你還沒找到與你親近
的人，没關係。有些人小時候就會
找到，其他人會花數十年。

重要的是此時此刻，這些人
正在某處等著你。

如果你覺得自己在哪裡
都格格不入而掙扎著，
可以看看這些溫暖的畫♥

從今以後，不是一切都會每況愈下。
你會有許多好朋友，只是你現在
還沒遇到他們而已。

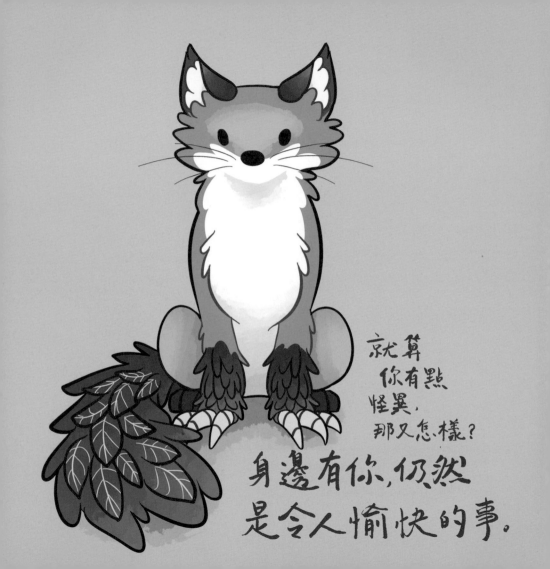

就算
你有點
怪異,
那又怎樣?
身邊有你,仍然
是令人愉快的事。

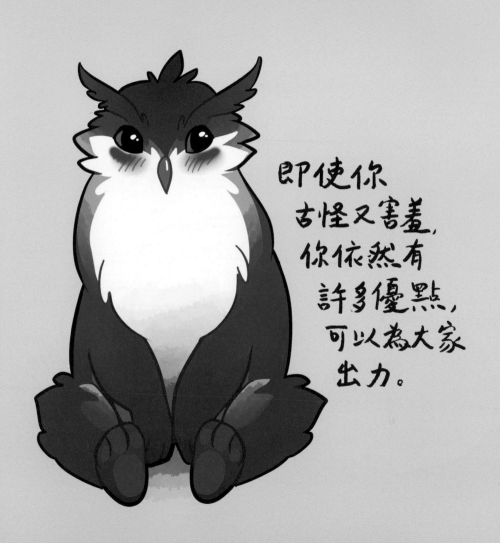

即使你
古怪又害羞,
你依然有
許多優點,
可以為大家
出力。

你不必一直都
"開機"中。

即使你靜默無聲，
有你在身旁還是好事。

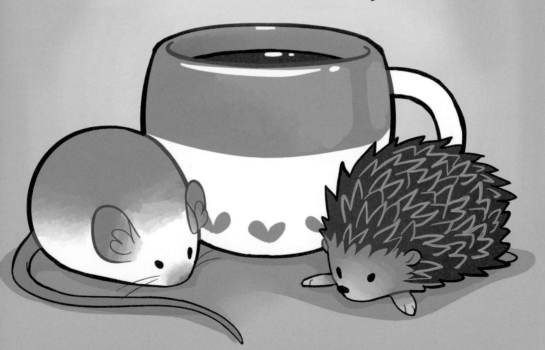

嘿，你可能是怪胎。
很多事會弄得一團亂。

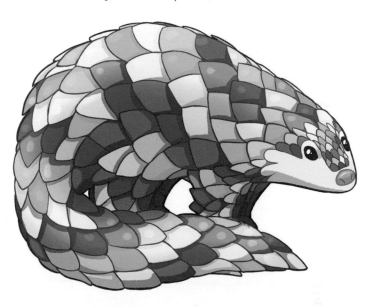

但無論如何，
你仍然討人喜歡。

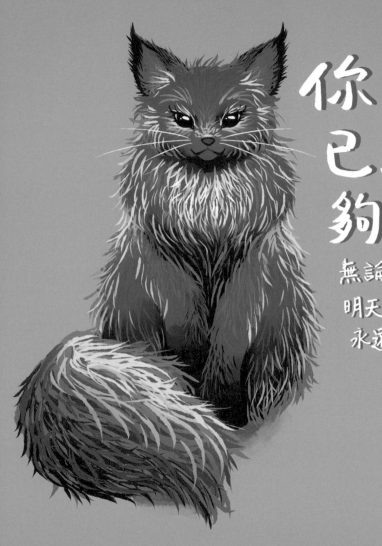

你
已經
夠好了。
無論是今天、
明天、或是
永遠。

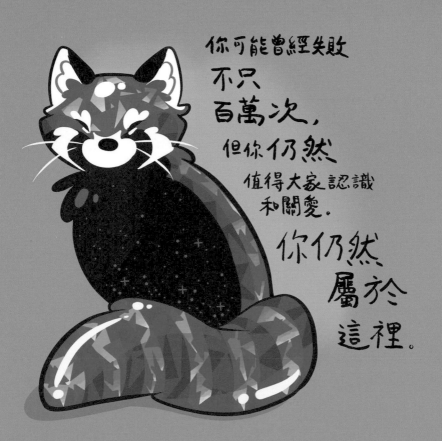

你可能曾經失敗不只百萬次，但你仍然值得大家認識和關愛。你仍然屬於這裡。

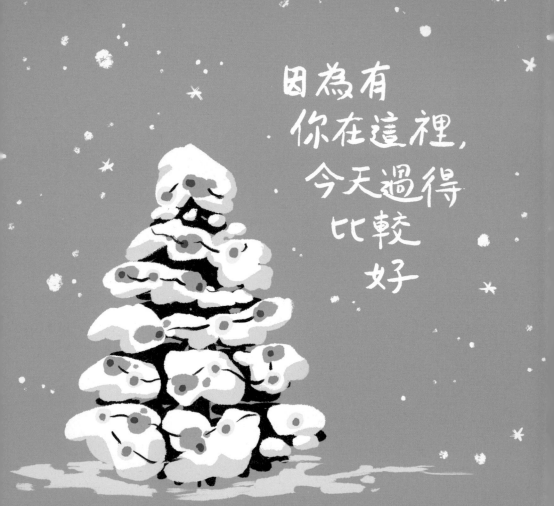

因為有
你在這裡,
今天過得
比較
好

此刻你感受到的
黑暗,不會傷害
任何人。

請別
把自己
藏起
來。

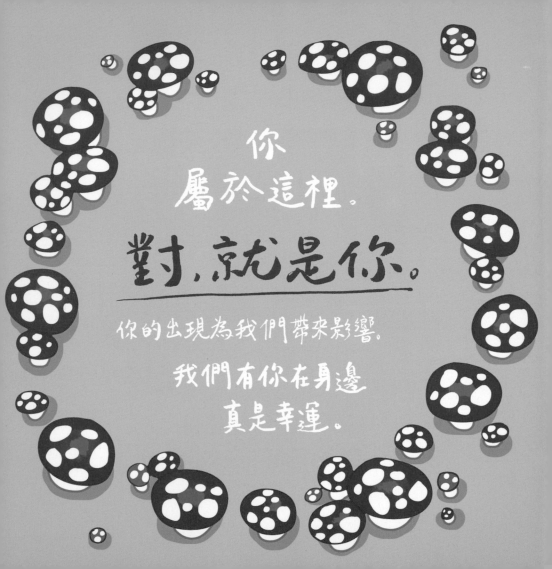

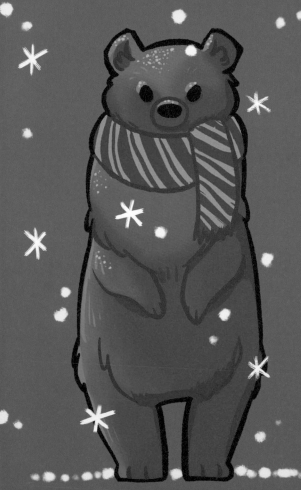

我知道一年裡
的這段時間
可能會不好受,
所以說這句話
以防萬一近來
沒人告訴你一

有你,世界
會變得
更美
好。

再給你多一些溫馨
的提醒

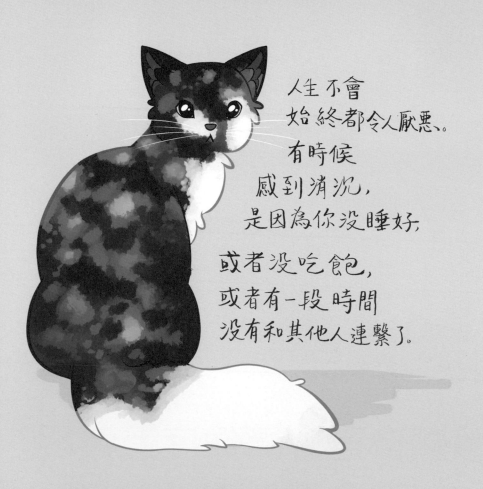

人生不會
始終都令人厭惡。
有時候
感到消沈,
是因為你沒睡好,

或者沒吃飽,
或者有一段時間
沒有和其他人連繫了。

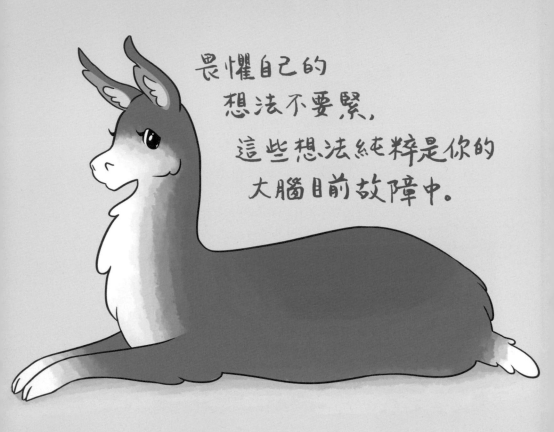

畏懼自己的
想法不要緊，
這些想法純粹是你的
大腦目前故障中。

照顧自己會讓你度過難關。

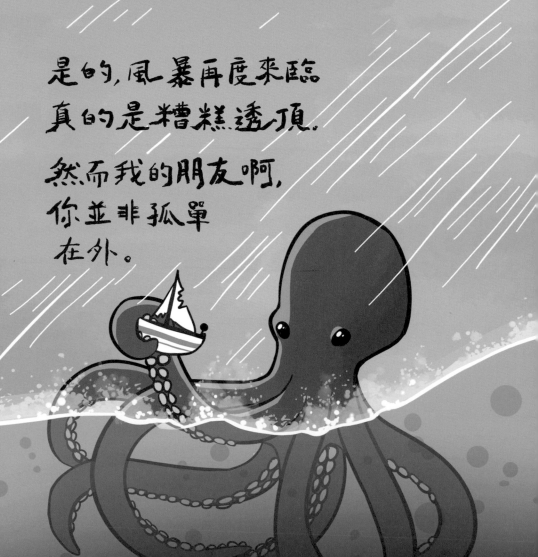

我知道你感到孤單,

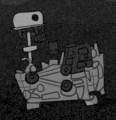

但是有許多人
在乎你,也希望
你過得很好。

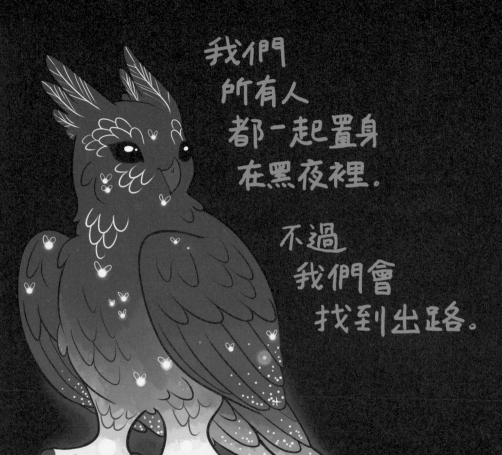

我們
　所有人
　都一起置身
　在黑夜裡。

不過
　我們會
　　找到出路。

眼前這種感覺會過去。
你不會永遠都困在
這裡。

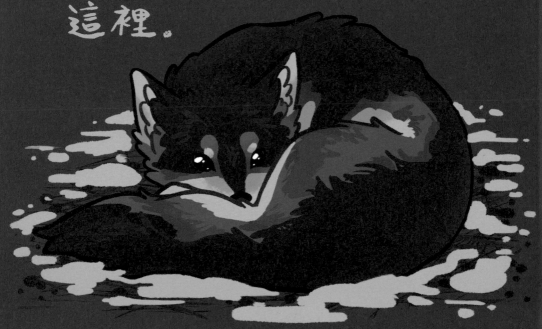

我知道
你不堪負荷。
但這裡為你
留了一個空間。

待著吧！

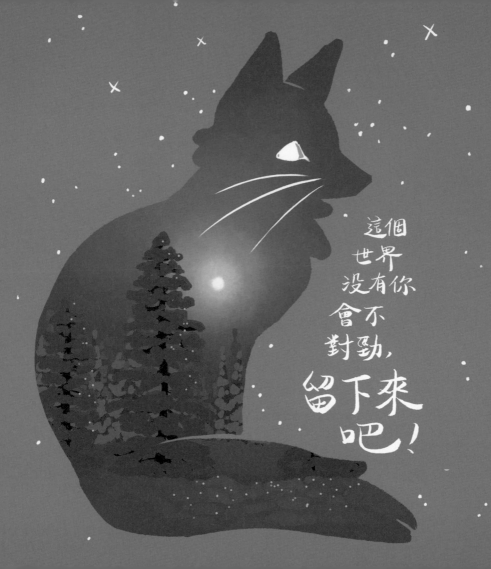

這個世界沒有你會不對勁，留下來吧！

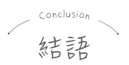

結語

　　非常感謝你讀這本書，和我一起度過這段時光！希望你已經在書裡找到幾分安慰，也多少覺得自己受到認同。倘若你需要朋友激勵你，或者是渴望有人能在你奮力拼搏時，提醒你說「這時候你不孤單」，都歡迎你回到這本書的世界裡。

　　無論眼前令人感到難以克服的，究竟是什麼難題，你都只要記得：**你強健又聰明伶俐，而且做得到。**

愛你的
凱特

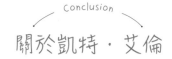

關於凱特·艾倫

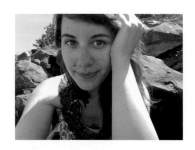

凱特·艾倫（Kate Allan）是一位作家、藝術家以及心理健康藝術部落格《最近的凱特》的作者。她將生活的考驗和磨難，用柔和撫慰的繪畫和鼓勵人心的文字表達出來。作為南加州的移居者，她喜歡任何明亮、毛茸茸和五顏六色的東西，這從她的作品中也可以看出來。她是一名職業的設計師和插畫家，工作之餘，喜歡盡情享受加州的每一縷燦爛的陽光。

她的推特：@tlkateart
她的 IG：@thelatestkate
她的部落格網址：thelatestkate.tumblr.com
她的臉書：facebook.com/thelatestkate

你已經很棒了：用正念和繪畫增加勇氣並找回自信 / 凱特・艾倫 (Kate Allan) 著
; 陳文怡譯 . -- 初版 . -- 新北市：幸福文化出版社出版：遠足文化事業股份有限
公司發行 , 2022.08

　面；　公分 . -- (富能量；45)

譯自：You're strong, smart, and you got this : drawings, affirmations and
comfort to help with anxiety and depression.
ISBN 978-626-7046-97-5(平裝)

1.CST: 憂鬱症 2.CST: 心理衛生 3.CST: 通俗作品

415.985　　　　　　　　　　　　　　　　　　　　　　　　111009797

富能量 045

你已經很棒了：
用正念和繪畫增加勇氣並找回自信

作　　者：凱特‧艾倫 (Kate Allan)
譯　　者：陳文怡
責任編輯：梁淑玲
封面、內頁設計：王氏研創藝術有限公司
手 寫 字：羅不群
校　　對：羅不群

出版總監：林麗文
副 總 編：梁淑玲、黃佳燕
主　　編：賴秉薇、蕭歆儀、高佩琳
行銷企畫：林彥伶、朱妍靜
印　　務：江域平、李孟儒

社　　長：郭重興
發行人兼出版總監：曾大福
出　　版：幸福文化／遠足文化事業股份有限公司
地　　址：231 新北市新店區民權路 108-1 號 8 樓
網　　址：https://www.facebook.com/
　　　　　happinessbookrep/
電　　話：(02) 2218-1417
傳　　真：(02) 2218-8057

發　　行：遠足文化事業股份有限公司
地　　址：231 新北市新店區民權路 108-2 號 9 樓
電　　話：(02) 2218-1417
傳　　真：(02) 2218-1142
電　　郵：service@bookrep.com.tw
郵撥帳號：19504465
客服電話：0800-221-029
網　　址：www.bookrep.com.tw

法律顧問：華洋法律事務所　蘇文生律師
印　　刷：通南印刷有限公司
初版一刷：2022 年 8 月
定　　價：480 元